Johann Dreanic

Cancer ano-rectal sur maladie de Crohn ano-périnéale

Johann Dreanic

Cancer ano-rectal sur maladie de Crohn ano-périnéale

Description, facteurs de risques et incidence

Presses Académiques Francophones

Impressum / Mentions légales
Bibliografische Information der Deutschen Nationalbibliothek: Die Deutsche Nationalbibliothek verzeichnet diese Publikation in der Deutschen Nationalbibliografie; detaillierte bibliografische Daten sind im Internet über http://dnb.d-nb.de abrufbar.
Alle in diesem Buch genannten Marken und Produktnamen unterliegen warenzeichen-, marken- oder patentrechtlichem Schutz bzw. sind Warenzeichen oder eingetragene Warenzeichen der jeweiligen Inhaber. Die Wiedergabe von Marken, Produktnamen, Gebrauchsnamen, Handelsnamen, Warenbezeichnungen u.s.w. in diesem Werk berechtigt auch ohne besondere Kennzeichnung nicht zu der Annahme, dass solche Namen im Sinne der Warenzeichen- und Markenschutzgesetzgebung als frei zu betrachten wären und daher von jedermann benutzt werden dürften.

Information bibliographique publiée par la Deutsche Nationalbibliothek: La Deutsche Nationalbibliothek inscrit cette publication à la Deutsche Nationalbibliografie; des données bibliographiques détaillées sont disponibles sur internet à l'adresse http://dnb.d-nb.de.
Toutes marques et noms de produits mentionnés dans ce livre demeurent sous la protection des marques, des marques déposées et des brevets, et sont des marques ou des marques déposées de leurs détenteurs respectifs. L'utilisation des marques, noms de produits, noms communs, noms commerciaux, descriptions de produits, etc, même sans qu'ils soient mentionnés de façon particulière dans ce livre ne signifie en aucune façon que ces noms peuvent être utilisés sans restriction à l'égard de la législation pour la protection des marques et des marques déposées et pourraient donc être utilisés par quiconque.

Coverbild / Photo de couverture: www.ingimage.com

Verlag / Editeur:
Presses Académiques Francophones
ist ein Imprint der / est une marque déposée de
OmniScriptum GmbH & Co. KG
Heinrich-Böcking-Str. 6-8, 66121 Saarbrücken, Deutschland / Allemagne
Email: info@presses-academiques.com

Herstellung: siehe letzte Seite /
Impression: voir la dernière page
ISBN: 978-3-8381-4444-3

Copyright / Droit d'auteur © 2014 OmniScriptum GmbH & Co. KG
Alle Rechte vorbehalten. / Tous droits réservés. Saarbrücken 2014

Table des matières

Résumé	2
Introduction	4
Matériels et méthodes	6
Patients et critères d'inclusions	*6*
Recensement des cas éligibles	*6*
Collection des données et Questionnaire	*7*
Groupe contrôle	*7*
Analyse statistique	*8*
Résultats	10
Caractéristiques clinique et démographique	*10*
Caractéristiques de la maladie de Crohn et de l'atteinte périnéale	*10*
Spécificités du cancer ano-rectal : symptômes, diagnostic, histologie	*12*
Traitement du cancer ano-rectal	*13*
Analyse cas-témoins	*15*
Suivi	*17*
Incidence du cancer ano-rectal sur maladie de Crohn périnéale	*17*
Discussion	19
Conclusion	30
Bibliographie	31
Annexes	37

Résumé

Introduction: Les cancers de l'anus et/ou du bas rectum peuvent survenir sur des lésions ano-périnéales (LAP) de maladie de Crohn (MC). Cette étude a pour objectifs de décrire les caractéristiques de ces cancers chez les patients atteints de MC, d'estimer l'incidence au sein d'une seule cohorte de centre et d'identifier des facteurs de risque.

Matériel et méthodes: Des cas de cancers ont été recueillis dans les centres du GETAID et dans la cohorte CESAME, puis analysés rétrospectivement. Une étude cas-témoin a été réalisée pour identifier des facteurs de risque. Les critères d'inclusion étaient un diagnostic de MC, un cancer de l'anus et/ou du bas rectum ou dysplasie de haut grade prouvé histologiquement. Le taux actuariel de cancer ano-rectal a été calculé dans une cohorte monocentrique (MICISTA).

Résultats: 42 cas (26F/16M) ont été identifiés: adénocarcinome (n=31, 74%), carcinome épidermoïde (n=7, 17%), dysplasie de haut grade (n=2), carcinome neuroendocrine (n=1) et lymphome rectal (n=1). L'âge médian au moment du diagnostic de cancer était de 42 ans (IQR 37.6-50.6). Le délai médian entre le diagnostic de MC et le cancer était de 19 ans (IQR 14.6-26.2), et celui entre l'apparition des LAP et le cancer de 9.5 ans (IQR 3.7-17.2). Le délai médian entre le diagnostic de sténose et le cancer était de 2.9 ans (IQR 0.8-6.3), il était significativement plus court en cas de carcinome épidermoïde (0.3 ans) par rapport à l'adénocarcinome (4 ans). Le diagnostic de cancer était fait sur pièce de proctectomie dans 8 cas (20%). Le suivi moyen des cancers était de 1.2 ans (0.1-13.2) pour l'ensemble de la population. 19 patients avaient une récidive dans un délai médian de 32 mois (IC95% 26.5-55.1), et 13 patients sont décédés avec une médiane de survie globale de 57 mois (IC95% 45.6-106.4). En analyse multivariée, l'atteinte colique en amont de la charnière recto sigmoïdienne (OR=0.19 ; IC95% 0.04-0.91), l'absence de tabac (OR=2.7 ; IC95% 1.26-5.82), l'absence de manifestations extra-digestives

(OR=6.3 ; IC95% 2.45-16.2) et la durée du traitement immunosuppresseur (OR=0.93 ; IC95% 0.88-0.99) étaient des facteurs de risque. Le taux actuariel de cancer ano-rectal était de 0.79% à 20 ans et 1.93% à 30 ans.

Conclusion: Les cancers ano-périnéaux au cours de la MC (adénocarcinome et carcinome épidermoïde) ont un mauvais pronostic et surviennent préférentiellement chez les patients ayant des LAP. Une stratégie de surveillance pourrait être envisagée chez les patients à haut risque. Une recherche systématique de cancer en cas de sténose anale devrait être recommandée.

Mots clés : *Maladie de Crohn, fistule, cancer anal, cancer rectal, sténose, lésions périnéales, adénocarcinome, carcinome épidermoïde*

Introduction

La maladie de Crohn (MC) est liée à une inflammation chronique et progressive d'un ou plusieurs segments du tube digestif s'exprimant avec une intensité variable à l'échelle individuelle [1]. Son atteinte peut être extensive et intéresser l'ensemble du tube digestif, de la bouche à l'anus [2]. Les lésions ano-périnéales (LAP) de la MC, décrites pour la première fois dans les années 30, réalisent une entité clinique à part entière. Elles font d'ailleurs l'objet d'un item spécifique de la nouvelle Classification de Montréal [3]. Les caractéristiques spécifiques et l'évolution singulière de ces lésions mêlées à cette maladie inflammatoire intestinale ont amené à utiliser le terme de Maladie de Crohn Ano-Périnéale (MCAP). L'inflammation intestinale de la MC majore le risque de survenue de cancers colo rectaux (CCR). Celui ci augmente avec la durée d'évolution et l'étendue de l'atteinte colique. Ainsi, le risque relatif de développer un CCR sur MC est de 2 à 3 selon les études [4, 5]. De la même manière, les cancers de l'anus et du bas rectum sont plus fréquents dans la population de MC (14%) qu'en population générale (1,4%), et surviennent chez des patients plus jeunes (50 ans versus 62 ans en population générale) [6]. Il s'agit majoritairement d'adénocarcinomes, mais des cas de carcinomes épidermoïdes sont également décrits. On estime la prévalence de LAP entre 20 et 70 % selon les études au sein de la population atteinte de MC intestinale [7]. Elles sont d'autant plus fréquentes et graves que la maladie d'amont est distale (l'inflammation rectale s'accompagne dans 92 % des cas de LAP, contre seulement 12% en cas d'atteinte iléale isolée). En moyenne, au moins 1 patient sur 2 développe une LAP au cours de l'évolution de sa MC. Les lésions les plus sévères sont associées à une atteinte rectale. Selon la classification anatomique de Cardiff, elles regroupent : ulcérations, fistules et sténoses [8]. S'y associe de façon quasi constante des lésions de type fissures, ulcères et pseudo-marisques inflammatoires. Les lésions fistulisantes évoluent sur des tissus inflammatoires et génèrent souvent au cours de l'évolution une sténose fibreuse engainante sévère. La prise en charge thérapeutique de ces LAP est complexe et doit être pluridisciplinaire. Cette distinction est liée à la situation anatomique particulière localisée à la partie terminale du tube digestif. L'expression clinique, le traitement, mais aussi l'évolution propre des LAP sont parfois en décalage avec la maladie intestinale luminale sus-jacente, dont elle peut paraître indépendante [9]. Les traitements médicaux anti-TNFα ont radicalement modifié le traitement et l'évolution de l'atteinte périnéale. L'infliximab a permis l'obtention d'une cicatrisation dans plus de 50% des cas, ainsi que la réduction du nombre d'hospitalisation et de recours à la chirurgie le plus souvent mutilante [10].

Korelitz et al. rapportent pour la première fois en 1999 l'association entre LAP et survenue de CAR avec une série de 7 cas [11]. La durée d'évolution de la MCAP semble être un facteur de risque déterminant, suggérant le rôle de l'inflammation chronique dans la genèse tumorale. L'incidence estimée de cancers de l'anus ou bas rectum varie de 0,3 - 0,7 % des MCAP sur 14 à 23 ans de suivi [12]. Par analogie à l'inflammation muqueuse qui ferait le lit du CCR, il est licite de s'interroger sur le potentiel évolutif des LAP vers le cancer. La chronicité de ces lésions semble exposer à un risque de cancer épidermoïde de l'anus ou d'adénocarcinome de la jonction ano-rectale. L'apparition d'une ulcération inhabituelle, d'une sténose ano-rectale ou d'une induration d'un trajet fistuleux doit faire craindre le développement d'un cancer. La survenue de cancers ano-rectaux (CAR) ou d'une dysplasie sur des LAP de MC pose donc un problème spécifique en terme de dépistage et de prise en charge.

En se reposant sur les données de la littérature et la survenue de 5 cas dans la cohorte de l'hôpital Saint Louis, nous avons émis l'hypothèse que les patients ayant des LAP chroniquement active au cours d'une MC sont plus exposés au risque de cancer de la jonction ano-rectale.

Le but de cette étude rétrospective est de définir les caractéristiques des patients ayant présentés un cancer (ou dysplasie de haut grade) de l'anus et/ou du bas rectum développés sur MC avec ou sans LAP, d'identifier des facteurs favorisants dans une étude cas-témoins, et d'estimer l'incidence au sein d'une cohorte monocentrique.

Matériels et méthodes

Patients et critères d'inclusions

Les patients ont été identifiés à l'aide d'un registre mis en ligne, et accessible aux membres du GETAID. Les critères d'éligibilité à l'étude étaient : un âge > 18 ans, présenter une maladie de Crohn active ou quiescente, être porteurs de lésions ano-périnéales ou non, et avoir un diagnostic de cancer anal ou du bas rectum (défini par une distance de la tumeur primitive par rapport à la marge anale de moins de 5cm) confirmé histologiquement. Ont également été inclus dans l'étude les patients atteints de dysplasie de haut grade (DHG) ano-rectale. Etaient exclus les patients présentant une colite inflammatoire indéterminée, une recto-colite hémorragique (RCH). L'absence de LAP au cours de l'évolution de la MC n'a pas constitué un critère d'exclusion formel. La réalisation d'une stomie définitive antérieurement au diagnostic du cancer ne constituait pas un motif d'exclusion de l'étude.

Recensement des cas éligibles

Tous les membres du GETAID (Groupe d'Etude Thérapeutique des Affections Inflammatoires du tube Digestif) ont été invités à déclarer, en ligne via le registre, les patients ayant présenté un cancer anal ou du bas rectum sur maladie de Crohn, en présence ou non de LAP. Le GETAID est une association de gastroentérologues français qui permet la coordination multicentrique d'études cliniques dans le domaine des maladies inflammatoires chroniques de l'intestin (MICI). Les centres hospitalo-universitaires affiliés au GETAID sont répartis en France, Belgique et Suisse. La déclaration des cas s'est faite par l'intermédiaire d'un registre en ligne recensant les patients jusqu'à janvier 2013. Ce registre a été crée et mis en ligne en novembre 2012 et clôturé en mai 2013. Il a permis d'identifier 38 cas.

Les données de la cohorte nationale CESAME (Cancers Et Sur-risque Associé aux Maladies inflammatoires chroniques intestinales En France) ont également été analysées permettant de détecter 4 autres cas, inclus à l'étude.

Collection des données et Questionnaire
Pour chaque patient, les données ont été recueillies par un seul investigateur grâce à un questionnaire standardisé. Tous les cas sélectionnés ont été analysés avec recueil de l'âge, du sexe, la consommation de tabac, le statut VIH, l'existence d'une Cholangite Sclérosante Primitive (CSP) associée, la durée d'évolution de la maladie de Crohn et des LAP, le type et la topographie des LAP, les symptômes au diagnostic de cancer, les méthodes et délai diagnostic, l'histologie, le traitement et le suivi. Toutes ces informations étaient disponibles pour tous les cas inclus à l'étude. Le suivi des patients à été réalisé jusqu'en avril 2013.

Groupe contrôle
Il a été réalisé un groupe contrôle pour réalisation d'une étude cas-témoins. Ce groupe est issu de la base de données MICISTA. Elle regroupe plus de 4900 patients atteints de MC suivis à l'hôpital Saint Antoine entre 1975 et 2012. Le recueil des données était rétrospectif de 1975 à 1994, puis prospectif à partir de 1994. L'appariement de chaque cas avec cancer ano rectal de la série s'est fait avec 5 patients contrôles. Chaque cas a été apparié sur la date de naissance, le sexe, la date de diagnostic de MC, ainsi que sur la survenue au cours de l'évolution d'une atteinte rectale et/ou de LAP.
Seulement 4 patients contrôles ont été utilisés pour l'analyse cas-témoins. Le 5ème patient contrôle était utilisé seulement en cas de données manquantes. L'effectif du groupe contrôle était de 168 patients. Il n'existait pas de différences entre les 2 groupes, avec une bonne qualité de l'appariement.
Les critères recueillis ont été : l'âge, le sexe, le statut tabagique, la durée d'évolution et la topographie de la maladie de Crohn, la présence et la date de diagnostic de

première LAP, l'existence d'un traitement immunosuppresseur au cours de l'évolution.

Analyse statistique

Toutes les données ont été revues et contrôlées par l'investigateur principal.

Les données qualitatives ont été exprimées en nombre et %, comparées par le test du χ2 et Fischer. Les données quantitatives de l'analyse descriptive ont été présentées en médiane (interquartile range – IQR) ou moyennes +/- dérivations standard (min – max) selon leur distribution normale ou non.

- L'analyse actuarielle évalue le risque cumulatif de développer un cancer anal ou du bas rectum sur LAP et/ou atteinte rectale. L'incidence du cancer a été estimé dans une cohorte mono centrique de 4906 patients (MICISTA, Hôpital Saint Antoine, Paris), en utilisant la méthode de Kaplan-Meier. Tous ces patients présentaient une MC certaine ou probable (étaient exclus les cas de RCH, et colite inclassée sans LAP). 20 patients ont été identifiés dans ce centre. Le risque cumulé de cancer était donné avec un intervalle de confiance à 95% (IC). Les informations et les données de suivi des patients atteints de maladie de Crohn dans cette cohorte ont été précédemment publiées [13].

- Pour l'analyse cas-témoins, les cas recensés de cette série étaient les patients avec cancer anal/bas rectum : n=42, dont 20 patients issus de Saint Antoine. Les patients contrôles ont été sélectionnés dans la base de données des maladies inflammatoires de l'intestin de l'hôpital Saint Antoine (MICISTA) : patients avec MC et survenue au cours de l'évolution d'une atteinte rectale et/ou de LAP, n=4906. Le modèle à risques proportionnels de Cox a été utilisé pour identifier les variables associées à un sur risque de cancer ano-rectal dans la cohorte de Saint Antoine.

Une valeur de probabilité (p) inférieure à 0.05 était considérée comme statistiquement significative.

Les facteurs prédictifs de survenus de cancer sur LAP ont été recherchés en utilisant un modèle des risques proportionnels en uni et multi varié. Dans le modèle de régression logistique, l'ensemble des variables qualitatives avec p<0.20 ont été sélectionnées et testées. Il n'a pas été réalisé de stratification. Les variables testées ont été le sexe, l'âge, le statut tabagique, la topographie initiale de la MC (jéjunale, iléale, pancolique, colon droit, colon gauche, rectum), la chirurgie intestinale, la présence de manifestations systémiques extra digestives, un traitement immunosuppresseur ou anti-TNFα à un moment ou un autre de l'évolution de la MC.

Les calculs statistiques ont été effectués avec le logiciel GraphPad Prism 6.0 (GraphPad Software Inc., San Diego, USA).

Résultats

Caractéristiques clinique et démographique
Quarante quatre patients étaient considérés comme éligibles à l'étude. Quarante deux cas de patients atteints de cancer de l'anus ou du bas rectum ont été inclus, dont 40 développés sur lésions ano-périnéales de maladie de Crohn. Le diagnostic de cancer et/ou dysplasie a été posé entre juin 1995 et janvier 2013. Deux patients ne répondaient pas aux critères d'inclusion (2 cas de RCH). Les caractéristiques cliniques et démographiques des 42 patients atteints de cancer de l'anus/bas rectum sur MC avec ou sans LAP sont exposées dans le Tableau 1.
26 (62%) patients étaient des femmes. Le statut tabagique était disponible pour tous les patients au diagnostic de cancer : 27 patients (64%) n'avait jamais fumé, 4 (10%) présentaient un tabagisme actif et 11 (26%) étaient sevrés. Aucun des patients ne présentait d'infection pour le VIH. Le statut HPV (Human Papilloma Virus) était négatif chez 5 patients et inconnu chez les 37 autres cas. Un seul cas de Cholangite Sclérosante Primitive (CSP) associée à la MC a été observé chez un patient avec adénocarcinome du bas rectum sans LAP. Il n'a pas été retrouvé de différence statistiquement significative selon le type histologique : adénocarcinome et carcinome épidermoïde, pour les variables précédemment citées.

Caractéristiques de la maladie de Crohn et de l'atteinte périnéale
La quasi totalité des patients (40 sur 42) présentait une atteinte périnéale « *p* » de MC. Selon la classification de Montréal [33] (Tableau 2), il a été observé une topographie de la MC L2 colique chez la moitié des cas (n=21) et L3 iléo-colique pour l'autre moitié. Le phénotype était B2 sténosant et B3 fistulisant pour respectivement 6 (14%) et 14 (33%) cas. 22 patients avaient un phénotype B1 inflammatoire (Figure 1).
Au diagnostic de cancer, 26 cas (62%) avaient une maladie de Crohn luminale active. A ce stade, le traitement de cette colite inflammatoire était variable. Dans les 42 cas

de la série, 9 patients ne recevaient aucun traitement, 4 une corticothérapie orale, 5 des 5-aminosalicylés par voie orale ou locale, et 26 un immunosuppresseur et/ou anti-TNFα. Vingt six patients ont été exposés aux immunosuppresseurs (IS) classiques et 15 patients aux anti-TNFα dans les 3 années précédant le diagnostic de cancer. Il n'y avait pas de sur-risque de développer un type histologique particulier de cancer selon l'exposition à ces traitements interférant avec l'immunité. De même, une bithérapie n'était pas associée de façon significative à la survenue d'un type de cancer spécifique.

La majorité des patients ont eu une chirurgie avec résection intestinale au cours de l'évolution de la MC et avant le diagnostic de cancer (n=22). 62.5% (n=25) des cas avaient une MC luminale active au diagnostic de LAP et 62% (n=27) au diagnostic de cancer ano-rectal. L'âge moyen au diagnostic de cancer était de 45 ans (âge médian 42 ans; 21-74). La durée d'évolution de la MC avant cancer était en moyenne de 20.5 ans (médiane 19.6 ans; IQR 14.6-26.2). Le délai moyen entre l'apparition de LAP et la survenue du cancer était de 10.5 ans (médiane 9.5 ans ; IQR 3.7-17.2).

Les LAP précédents le cancer étaient : 6 sténoses pures, 18 fistules complexes seules et 16 sténoses associées à une fistule (Figure 2). Le délai médian entre le diagnostic de la sténose et le cancer était de 2.9 ans (IQR 0.8-6.3), il était significativement plus court en cas de carcinome épidermoïde (0.3 ans) qu'en cas d'adénocarcinome (4.2 ans) (p=0.0007). Il a été mis en évidence un délai plus court d'apparition du carcinome en cas de sténose seule (p=0.0024) (Figure 3). Il n'a pas été identifié d'association entre le type de LAP et l'histologie tumorale. Ces sténoses siégeaient au canal anal et au bas rectum pour respectivement 15 et 7 cas, et étaient symptomatiques (douleurs et rectorragies principalement) dans 82% des cas. 11 patients ont bénéficié d'au moins une dilatation. La réalisation de dilatations n'était pas associée à une topographie de sténose spécifique ou à un type de néoplasme en particulier. La topographie du cancer (canal anal ou bas rectum) n'était pas statistiquement associée à la localisation de la sténose anale ou rectale basse (p=0.42), de même que pour le type histologique (p=0.52).

16 patients (40%) ont présentés des LAP multiples et intriquées associant fistule et sténose. Chez 13 d'entre eux, la sténose est apparue secondairement au diagnostic de fistule avec délai médian de 3.7 ans (IQR 0.15-15.5). La quasi totalité des patients (n=36) ont bénéficié d'une prise en charge chirurgicale des LAP (dilatation sténose, mise à plat d'abcès, drainage) avant le diagnostic de cancer. Le délai médian entre la première chirurgie pour LAP et la mise en évidence de la néoplasie était de 5.8 ans (IQR 0.8-16.7). Toutes les fistules étaient complexes.

Spécificités du cancer ano-rectal : symptômes, diagnostic, histologie
Sur les 42 cas de cancer ano-rectal sur MC identifiés sur la période 1995-2013, 17 patients (42%) ont été diagnostiqués dans les 3 dernières années. L'âge médian au diagnostic de cancer était de 42.3 ans (IQR 37.5-50.8). Il n'a pas été retrouvé de différence selon le sexe. Les adénocarcinomes étaient le type histologique le plus fréquent (74%, n=31), suivis par le carcinome épidermoïde (17%, n=7), dysplasie de haut grade (5%, n=2), carcinome neuro endocrine (n=1) et lymphome rectal (n=1) (Tableau 3). La topographie du cancer était le bas rectum pour 23 cas (55%) contre 19 (45%) du canal anal. La totalité des carcinomes épidermoïdes étaient localisés au canal anal, soit 7 cas. La probabilité de développer un carcinome épidermoïde quand le siège initial du cancer était le canal anal était statistiquement plus élevé, RR 1.7 (IC 95% 1.14-2.5) (p=0.0023).

Dans 19% des cas, le diagnostic de cancer a été fait en post-opératoire sur pièce d'amputation périnéale (soit 8 cas). Des biopsies endoscopiques et chirurgicales ont permis le diagnostic de néoplasie chez respectivement 15 et 19 patients. Il n'existait pas de différence significative selon le type histologique pour le mode de diagnostic du cancer.

Les symptômes au diagnostic de cancer étaient multiples et intriqués. Des douleurs étaient présentes chez 32 patients (76%), une incontinence fécale chez 10 cas (24%) et 20 (48%) présentaient des rectorragies. Des suintements périnéaux s'extériorisaient chez 22 patients. 1 seul cas d'occlusion a permis de révéler un adénocarcinome du bas rectum.

Ces cancers ano-rectaux ont été diagnostiqués à un stade avancé pour la majorité d'entre eux. Ainsi, 31 patients (82%) avaient une tumeur localement avancée classée T3 ou T4, selon la classification TNM [1414] (UICC 2010) (Tableau 4A et 4B). Seulement, 3 et 6 cas étaient classés respectivement T1 et T2. Dans cette série, 2 patients ont eu un diagnostic de dysplasie de haut grade. Les examens para cliniques utilisés pour le staging tumoral local ont été l'imagerie par résonance magnétique (IRM), le scanner et l'écho endoscopie ano-rectale dans respectivement 78%, 16% et 6% des cas. La probabilité d'avoir un cancer localement avancé était significativement et statistiquement plus élevé en cas d'adénocarcinome, RR 0.43 (IC 95% 0.021-1.02) (p=0.0403) (Figure 4). L'extension ganglionnaire a été diagnostiquée d'emblée chez 20 cas (50%). La présence de métastases ganglionnaires était associée aux tumeurs localement avancées (p=0.045). Seulement 6 cas (tous des adénocarcinomes) étaient porteurs de métastases viscérales à distance au diagnostic.

Traitement du cancer ano-rectal

La prise en charge thérapeutique de ces tumeurs ano-rectales localement avancées a été dominée par la chirurgie, mais des différences sont logiquement apparus selon le type de carcinome (Tableau 5). Les stratégies de traitement proposées ont été (Tableau 6) :

- *RT-CT pré opératoire + AAP* : une radio-chimiothérapie pré opératoire était réalisée chez 9 patients ayant présenté un adénocarcinome localement avancé (6 bas rectums, 3 canal anal). La dose moyenne délivrée était de 48Gy (45-60), en association avec une chimiothérapie cytotoxique à base de 5-fluorouracile. Tous ont secondairement bénéficiés d'une chirurgie de type amputation abdomino-périnéale (AAP). La survie sans récidive et la survie globale médiane étaient respectivement de 34 et 66 mois.
- *RT-CT seule* : 9 autres cas ont été traités par radio-chimiothérapie mais sans AAP secondaire. Il s'agissait en majorité de carcinomes épidermoïdes (n=5) du canal anal, mais aussi 3 adénocarcinomes et 1 carcinome neuroendocrine. La dose totale moyenne était de 49Gy (45-64). Le 5-fluorouracile a été utilisé

comme drogue radio-sensibilisante principale. La survie sans maladie et globale étaient de 26 et 42.5 mois respectivement.

- *Chirurgie seule AAP (+/- chimio post opératoire)* : 12 cas dont 10 adénocarcinomes T2 ou T3 sans extension lymphatique et 2 dysplasies de haut grade. 25% des patients ont récidivés après chirurgie avec un délai médian de 41 mois.
- *AAP + RT-CT post opératoire* : chez 6 patients ayant récidivés localement après chirurgie, il a été réalisé une radio-chimiothérapie post opératoire. 3 patients avaient eu une chirurgie R1. La survie globale médiane s'est portée à 93 mois.
- *RT préopératoire + chirurgie* : 4 cas ont bénéficiés d'une radiothérapie pré opératoire. A la date de l'analyse, seul 1 cas a récidivé à distance et aucun patient n'était décédé.
- *CT seule* : le traitement du lymphome du bas rectum a reposé essentiellement sur la chimiothérapie avec une bonne réponse tumorale. 1 cas d'adénocarcinome du bas rectum classé T3N1 n'a pas bénéficié de chirurgie compte tenu des comorbidités et a reçu une chimiothérapie seule. La progression tumorale est intervenue 13 mois après le début du traitement.

Plus des deux tiers des patients (n=31) ont bénéficié d'une chirurgie. L'intervention pratiquée était une amputation abdomino-périnéale pour 30 cas. La réalisation d'une stomie de dérivation a été réalisée chez 1 seul patient traité par radio-chimiothérapie.

Il n'a pas été mis en évidence de différences significatives selon le type de stratégie thérapeutique en fonction de la topographie du cancer, du stade T, du stade N, du type de LAP, de la qualité de la résection. Cependant, il est apparu logiquement une différence significative selon le type histologique de tumeur traitée. Ainsi, les cas d'adénocarcinome ont été traités majoritairement par chirurgie alors que les carcinomes épidermoïdes ont bénéficié plus largement d'une radio-chimiothérapie (p=0.0041).

Il n'existait pas de différence statistiquement significative en terme de survie sans récidive et survie globale en fonction du type de traitement entrepris (Figure 5A et 5B).

Analyse cas-témoins

Les caractéristiques cliniques comparatives entre le groupe contrôle (n=168) et les cas (n=42) sont exposées et détaillées dans le Tableau 7.

L'analyse univariée des facteurs prédictifs de néoplasie ano-rectale au cours de MC avec ou sans atteinte périnéale, trouve :

- La localisation initiale de l'atteinte du tube digestif a été étudiée : une MC initiale touchant le jéjunum, l'iléon, le colon droit ou gauche, ou encore le rectum n'était pas associée à un sur- risque de développer un cancer ano-rectal. Au contraire, l'existence d'une atteinte colique initiale, quel qu'en soit le siège, prédisposait de manière significative (p=0.0347) au développement de néoplasie du canal anal ou du bas rectum.
- La constatation à un moment ou un autre de l'évolution de la MC de manifestations extra-digestives semble ne pas être associée à un sur-risque vis à vis du cancer ano-rectal (p=0.0001). Très peu de manifestations systémiques ont été observées dans le groupe cancer (n=6).
- Le statut tabagique s'est révélé être un facteur protecteur chez les malades présentant une MC périnéale (p=0.028).
- L'existence d'un traitement immunosuppresseur (IS) classique à un moment ou un autre de l'évolution n'était pas un facteur prédisposant au risque de cancer de l'anus ou du bas rectum sur LAP (p=0.113) (Tableau 8). Pourtant, il est apparu que le pourcentage de temps passé sous IS classique depuis le diagnostic de MC était significativement plus important dans le groupe cancer (p=0.045), et la durée d'exposition plus longue (p=0.044). A l'inverse, le risque de développer ce type de néoplasie était 6 fois plus élevé (RR 6 ; IC 95% 4.2 – 8.6) en cas d'utilisation d'anti-TNFα en monothérapie. Ce risque n'a

pas été retrouvé en cas de bithérapie IS classique et anti-TNFα ($p=0.85$). Il n'a pas été retrouvé de différence significative en terme de taux cumulée de prescription d'IS classique et d'anti-TNFα à 10 et 25 ans d'évolution de la MC.
- Les antécédents familiaux de MC n'étaient pas associés à un risque de cancer (NS).
- La présence de LAP au diagnostic ne constituait pas un facteur associé à la survenue de cancer ($p=0.57$). Cette absence d'effet s'explique par le choix d'un groupe contrôle de patients ayant des LAP. L'existence d'une fistule anale avant ou dans les 6 mois suivant le diagnostic de MC n'était pas un facteur prédictif (NS).
- Une chirurgie d'exérèse intestinale à un moment ou un autre de l'évolution n'était pas prédictive de cancer ano-rectal ($p=0.89$).

Au total, dans une étude cas-témoins de patients ayant une MC et ayant ou non développés des LAP, les facteurs prédictifs de cancer ano-rectal sélectionnés en univarié sont :
- L'atteinte colique initiale (quelle que soit sa localisation), $p = 0.0347$
- La durée du traitement immunosuppresseur, $p = 0.044$
- Une monothérapie anti-TNFα à un moment ou un autre de l'évolution, $p = 0.0056$
- L'absence de tabagisme, $p = 0.028$
- L'absence de manifestations systémiques, $p = 0.0001$

Selon l'analyse multivariée cas-témoins, il est ressorti 4 variables associées à un sur-risque de cancer de l'anus ou du bas rectum sur MC :
- L'absence de manifestations systémiques, $p = 0.001$: multiplie le risque par 6.298 (IC 95% 2.45 – 16.2)

- L'atteinte colique en amont de la charnière recto sigmoïdienne, p = 0.0375 : multiplie le risque par 5 (OR=0.19 ; IC 95% 0.044 – 0.911)
- La durée du traitement immunosuppresseur classique, p = 0.0355 : chaque année augmente le risque de 6.7% (OR=0.937 ; IC 95% 0.882 – 0.996)
- L'absence de tabagisme, p = 0.0108 : multiplie le risque par 2.707 (IC 95% 1.26 – 5.82)

Suivi

Le suivi moyen était de 1.2 ans (0.1-13.2) pour l'ensemble de la population. Pour les cas diagnostiqués avant 2010, le suivi moyen était de 4 ans (0.4-13.2). Le suivi des patients à été réalisé jusqu'en avril 2013. Au moment de l'analyse, 19 patients avaient une récidive du cancer après traitement avec une survie sans récidive de la maladie médiane de 32 mois (IC 95% 26.5-55.1) et 13 patients sont décédés avec une médiane de survie globale de 57 mois (IC 95% 45.6-106.4). Le décès était lié directement au cancer par évolution tumorale pour 10 cas. La cause du décès était inconnue pour 3 cas. Le mode de récidive était une carcinose péritonéale, une récidive tumorale locale ou des métastases hépatiques pour respectivement 6 (28%), 7 (33%) et 4 (19%) cas. 4 patients ont récidivé avec une atteinte multi-métastatique.

Il n'a pas été retrouvé de différence statistiquement significative en terme de survie sans récidive et globale selon le type cancer (Figure 7A et 7B), le stade tumoral local (T) et l'atteinte ganglionnaire (N). 12 patients étaient toujours en cours de traitement curatif ou palliatif en avril 2013.

Incidence du cancer ano-rectal sur maladie de Crohn périnéale

Le registre GETAID a permis d'identifier 42 malades, dont 20 issus de la cohorte de Saint Antoine. L'incidence cumulée de cancer ano-rectal était de 0.79% à 20 ans et 1.93% à 30 ans (Figure 6) dans la cohorte monocentrique MICISTA.

L'analyse univariée dans MICISTA a permis d'identifier des facteurs prédisposant à la survenue d'un carcinome de l'anus/bas rectum. L'atteinte anale cumulée reste un facteur indépendant de risque de cancer en analyse uni ($p=0.0015$) et multivariée ($p=0.047$).

Ainsi, avoir eu à un moment ou un autre de l'évolution de la MC une atteinte rectale multiplie par 3.5 le risque de développer un jour un cancer ano-rectal; et avoir une atteinte anale le multiplie par 9.8. Ce risque à 30 ans est estimé à 1.33% en cas d'atteinte rectale isolée (750 patients) contre 0,75% si le rectum est préservé; 1.88% en cas d'atteinte ano-périnéale dans l'évolution contre un risque nul en l'absence de LAP ou d'atteinte rectale. Au total, l'existence cumulée au cours de l'histoire de la MC d'une atteinte associée du rectum et de l'anus augmente le risque de cancer ano-rectal à 30 ans de 4.08% (IC 95% 1.8-9.8) et de 15.5% à 50 ans.

L'analyse par périodes de 3 ans de l'incidence des cancers de l'anus et du bas rectum dans MICISTA (date analyse le 31/05/2013), révèle une augmentation du nombre de cas dans les 3 dernières années (<u>Tableau 9</u>). Cependant, 2 biais potentiels sont à prendre en compte :

- les malades non vus dans la période (perdus de vue avant) auraient peut-être été vus s'ils avaient développé un cancer ano-rectal. Si on fait l'hypothèse que tous les perdus de vue (non décédés) étaient à risque de néoplasie de l'anus ou du bas rectum pendant les périodes postérieures à leur dernière visite, les incidences annuelles de cancer pour la période 1995-1997 sont de 0.217 et pour la période 2010-2012 de 0.490 (*NS*).

- un certain nombre de patients ayant un cancer ont été vus alors que le diagnostic de néoplasie venait d'être fait ou allait être fait dans les 6 mois suivants. Ainsi, si on exclut tous les cas faussement incidents, les incidences annuelles de cancer pour la période 1995-1997 sont de 0 et pour la période 2010-2012 de 1.133 (*p=0.03*).

Si on suit ces 2 corrections de biais, les incidences annuelles de cancer pour la période 1995-1997 sont de 0.201 et pour la période 2010-2012 de 0.490 (*NS*).

Discussion

La survenue d'un cancer anal et/ou du bas rectum sur une maladie de Crohn ano-périnéale constitue une complication rare mais grave de cette maladie. Les données de notre étude suggèrent une augmentation récente de l'incidence de cette complication, avec 17 cas sur 42 diagnostiqués sur les trois dernières années. L'hypothèse d'une possible relation entre MC et l'atteinte péri anale a été évoquée pour la première fois en 1975 [15], et la première description de cette entité a été réalisée en 1984 par Slater et al [16]. Le cancer ne constitue pas une lésion primitive de la maladie de Crohn. Cependant, des cancers anaux glandulaires ou épidermoïdes, sont décrits dans la littérature chez les patients atteints de maladie de Crohn [17]. A ce jour, de nombreux cas ont été rapportés [18], ainsi que des séries descriptives de faible effectif (n<14) [11, 12]. La série publiée par Devon et al. en 2009 mettait en avant une maladie cancéreuse survenant après une durée d'évolution des lésions péri anales de plus de 10 ans, le plus souvent diagnostiquée tardivement et soulignait la fréquence plus importante d'adénocarcinomes [6]. Ainsi, un long passé de maladie inflammatoire rectale/anale augmenterait ce risque [19]. L'évolution et les traitements sont les mêmes que pour les cancers survenant dans la population générale.

Notre étude réalisée au sein du GETAID constitue la plus large série de cancers ano-rectaux développés sur MC. Il s'agit de cancers survenant plus fréquemment que dans la population générale (14% versus 4% des cancers digestifs), chez des patients plus jeunes, et à un stade généralement plus avancé [20]. Ainsi, l'âge médian au diagnostic était de 42.3 ans dans cette série, soit des patients légèrement plus jeunes par rapport aux données d'autres études (47, 49 et 50 ans) [21, 12, 11]. Par ailleurs, il n'a pas été retrouvé de différence selon le sexe comme cela a pu être décrit dans une revue de la littérature [21]. En effet, Thomas et al. ont montré que le sexe féminin était associé à un délai d'évolution de MC plus court pour le diagnostic de cancer ano-rectal, et à une durée d'évolution des LAP inférieure d'environ 6 ans par rapport aux hommes. Dans notre série, la durée d'évolution de la maladie de Crohn était en moyenne de 20 ans (médiane 19 ans, IQR 14.6-26.2) avec un délai moyen entre l'apparition de lésions péri anales et du cancer de 10 ans (médiane 9.5 ans, IQR 3.7-17.2), sans relation avec le sexe. Devon et al. exposaient des résultats sensiblement similaires quant à la durée d'évolution de la MC et le délai de survenue du cancer, respectivement à plus de 15 ans et 6.9 ans.

La spécificité des cancers ano rectaux développés sur MC péri anale s'observe par un nombre plus élevé d'adénocarcinomes. En population générale, les adénocarcinomes du canal anal ne représentent qu'environ 10 % (5 à 19 %) des cancers de l'anus [20], et les néoplasies d'origine malpighienne constitue la majorité des lésions cancéreuses. Nous avons montré dans cette série une majorité d'adénocarcinome (n=31, 74%), puis secondairement de carcinome épidermoïde (n=7, 17%). La topographie de ces cancers était de 23 « bas rectum » et 19 « canal anal ». La majorité des adénocarcinomes de l'anus/bas rectum sont de phénotype colorectal et dérivent soit de la muqueuse du tiers supérieur de l'anus, soit de la muqueuse transitionnelle. Certains adénocarcinomes du bas rectum peuvent s'étendre au canal anal. La distinction avec un cancer primitif de l'anus est alors le plus souvent impossible. 95% des patients ont présenté des LAP avant ou au moment du diagnostic de cancer. Il semblerait que ces lésions favorisent le développement de cancers glandulaires. Les adénocarcinomes développés sur fistule de MC ont été décrits comme étant le plus souvent des adénocarcinomes mucineux. Dans notre série, les adénocarcinomes à contingent colloïde ou muqueux étaient au nombre de 7 (soit 23% des adénocarcinomes). Leur origine est controversée : muqueuse ano rectale ou glandes péri anales. Ce sous type histologique ne semble pas modifier l'évolution de la pathologie tumorale. Le risque de dissémination ganglionnaire inguinale ou fémorale est élevé (principalement pour les cancers épidermoïdes), près de 50% des patients présentaient un envahissement ganglionnaire au diagnostic. Alors que les facteurs de risque des adénocarcinomes du bas rectum semblent identiques à ceux des cancers colo rectaux, les facteurs prédisposant au développement des carcinomes du canal anal sont mal connus. Les virus HPV à haut risque ont été décrits [22], l'immunodépression [23, 24], ainsi que la MC qui est susceptible de se compliquer en fistule chronique, faisant le lit du cancer [14].

La proportion de carcinome épidermoïde était de 17% dans notre étude, s'opposant aux constatations faites en population générale. En effet, environ 70% des cancers du canal anal aux Etats Unis sont des carcinomes épidermoïdes [25]. Cette différence de type histologique peut s'expliquer par des facteurs favorisants différents. En cas d'atteinte périnéale de MC, on peut émettre comme hypothèse principale le rôle de l'inflammation chronique sur LAP dans la genèse de lésions dysplasiques. A l'inverse, les facteurs de risque en population générale seraient l'infection par Human Papilloma Virus (HPV) et la séropositivité pour le VIH [22, 23].

Lors du recueil, il est apparu nécessaire de prendre en compte les lésions dysplasiques de haut grade (n=2) (car devant bénéficier d'une prise en charge thérapeutique agressive à visée curative), ainsi que les cancers plus rares : lymphome rectal (n=1), carcinome neuroendocrine du bas rectum (n=1). Dans une série récente, les carcinomes endocrines de haut grade (à petites cellules ou non à petites cellules) du canal anal/bas rectum représenteraient 5 % de tous les carcinomes endocrines de haut grade de l'ensemble du tractus gastro-intestinal [26]. Elles sont rares au niveau de l'anus et légèrement plus fréquente au niveau du rectum. Cependant, le lien entre atteinte périnéale de MC et carcinome endocrine reste à établir. De la même façon, bien que rares, des lymphomes hodgkiniens et non hodgkiniens ont été rapportés [27]. En situation de lésions périnéales crohniennes évolutives, il s'agit habituellement de lymphomes B de haut grade lié à Epstein-Barr Virus (EBV). Dans notre série, nous avons observé un cas de lymphome du bas rectum lié à EBV chez un patient traité par infliximab et azathioprine pour des LAP sévères symptomatiques. Bai et al. ont décrit un cas similaire chez un patient traité par anti-TNFα devant faire suspecter le rôle des immunosuppresseurs dans le développement de ce type de tumeur [27]. Dans la population générale, les lymphomes de l'anus sont également de phénotype B, mais surviennent habituellement chez des sujets plus âgés, et sont en général de bas grade. Les patients positifs pour le VIH représentent une population à risque [28, 29].

Notre étude s'est également intéressée à décrire le type de LAP de Crohn sur lesquelles sont survenus les cas de cancers. L'atteinte périnéale est présente avant ou après le diagnostic de MC dans 9 % à 37 % des patients dans la littérature [30, 31]. L'incidence rapportée par les centres référents est plus importante, jusqu'à 80 % [32] probablement liée au fait que la présence d'une maladie anale est un facteur prédictif d'une maladie de Crohn d'évolution péjorative, nécessitant la prise en charge dans un centre spécialisé [33]. Il a déjà été montré que l'âge jeune au diagnostic et la présence d'une maladie rectale active sont des facteurs de risque de développer une LAP [34]. Ainsi, au moment du diagnostic de LAP, 62.5% des patients avaient une maladie luminale active avec une rectite inflammatoire. Ce chiffre est similaire aux données déjà rapportées [35].

Nous avons observés 7 cas de sténose seule, 18 de fistules isolées et 15 sténoses associées à une atteinte fistulisante péri anale. Le moment du diagnostic de LAP au cours de la maladie de Crohn est variable. L'incidence des lésions augmente avec la durée du suivi [36, 37]. Toutes les fistules observées dans l'étude étaient « complexes », en opposition aux fistules dites simples. Les fistules complexes sont souvent hautes, marquées par de multiples trajets et orifices externes, peuvent être recto vaginales, ou associées à une sténose rectale.

A l'inverse, les lésions sténosantes anales et du bas rectum sont moins fréquentes dans cette série, et dans la littérature [38]. Elles surviennent généralement après plusieurs années d'évolution de la MC. Leur formation est le plus souvent le résultat de la cicatrisation fibrosante de fistules, mais peut dans quelques cas être en réalité une sténose d'origine tumorale. La survenue d'une sténose est souvent le témoin d'une longue histoire anale ou rectale inflammatoire. On en distingue principalement deux types : rectales basses, souvent longues, anfractueuses, dans 50% des cas et anales, courtes, représentant 34 % des sténoses [38]. Les symptômes de sténose sont souvent frustres et peu spécifique pouvant amener à un retard diagnostic. Pourtant, notre étude démontre une association nette entre la présence d'une sténose anale et la survenue du cancer. Le délai entre apparition d'une sténose et le diagnostic de carcinome était significativement plus court qu'en présence d'une atteinte fistulisante pure. Cette constatation pose la question de l'origine de la sténose. On en distingue trois types : évolution fibreuse cicatricielle sur LAP chroniques primaires (pouvant évoluer secondairement vers le cancer), suppurative non drainée et d'emblée tumorale. Cette dernière situation pose un réel problème diagnostic du fait des symptômes intriqués à la MC périnéale. Ainsi, il apparaît que l'observation d'une atteinte sténosante du bas rectum ou canal anal doit faire rechercher rapidement de manière attentive et avisée une pathologie tumorale évolutive, d'autant plus si elle évolue sur un mode chronique [39]. Cette attitude a été suggérée dans la littérature [40] mais il n'existe à ce jour aucune recommandation claire quand à la stratégie de dépistage de néoplasie chez ces patients à risque [41]. L'existence d'un carcinome épidermoïde a été associée dans cette série à un délai médian très court (inférieur à 1 an), entre le diagnostic de sténose et du cancer. Le fait que ces tumeurs soient le plus souvent externes pourrait expliquer ce délai. Finalement, peu de symptômes sont spécifiques de la sténose car les patients souffrent souvent d'incontinence ou de diarrhée, et c'est la présence d'autres symptômes anaux qui va amener le clinicien à examiner le périnée et découvrir cette lésion. L'apparition d'une fausse diarrhée ou d'une incontinence impose la réalisation d'un examen proctologique attentif.

A l'instar du cancer colique ou de l'intestin grêle [42, 25, 43], différentes théories ont été développées pour expliquer la pathogénie du cancer ano rectal survenu sur MC péri anale. Cependant, le rôle respectif des différents facteurs potentiellement prédisposant est aujourd'hui inconnu [44]. Par analogie au risque de cancer colique sur colite inflammatoire, le concept d'inflammation muqueuse chronique est mis en avant. Au niveau périnéal, des LAP évolutives au long cours pourraient induire des remaniements inflammatoires locaux, associés à une régénération muqueuse pouvant mener à l'apparition de dysplasie faisant le lit du cancer [45, 46]. D'autres auteurs suggèrent que ce serait le cancer à l'origine de la fistule [47]. De façon étonnante, la complication « fistule » est survenue plus tardivement (par rapport au diagnostic de MC) dans le groupe cancer ano-rectal. Il s'agit d'un argument fort pour penser que ce n'est pas l'existence d'une fistule périnéale qui favorise le développement d'une néoplasie de l'anus ou bas rectum mais plutôt sa chronicité. En effet, ce pourrait être la formation d'une sténose, ou l'existence d'une ulcération trans-anale. En réalité, les deux situations s'observent : certains cancers se surinfectent et se fistulisent, mais certains patients ont des fistules chroniques sur lesquelles se développent la néoplasie. Ainsi, le fait d'avoir une fistule traitée, sans récidive, n'aurait pas la même valeur pronostique qu'une maladie péri-anale chronique. Dans cette étude, il nous est impossible d'établir un lien car nous ne disposions pas de la description précise du type de LAP dans le groupe contrôle issu de MICISTA.

Une autre hypothèse serait que l'utilisation de corticoïdes, immunosuppresseurs ou encore les biothérapies (anti-TNFα) pourrait favoriser la survenue de lésions carcinomateuses. Ce rôle d'altération de l'immunité chez les patients avec MC périnéale a été développé pour la première fois en 1986 [48]. Ball et al. émettaient l'hypothèse d'un défaut de surveillance du système immunitaire en contexte d'irritation chronique péri anale, favorisé par les drogues immunosuppressives. En effet, il a été montré que les corticoïdes pouvaient augmenter le risque de cancer épidermoïde chez les patients non transplantés [49]. L'immunosuppression induite par la corticothérapie pourrait également favoriser le risque d'infection HPV, connu pour être pourvoyeur de cancer de l'anus de type épidermoïde en population générale et chez les patients VIH [50]. Ce virus se caractérise par un fort tropisme pour la muqueuse ano-génitale. HPV est retrouvé dans 80 à 100 % des lésions précurseurs et des carcinomes de l'anus dans les populations hors MC [51]. Les sous-types HPV 16 et 18 sont les plus à risque de dégénérescence carcinomateuse. Le HPV 16 est présent dans 54 % des lésions de dysplasie de haut grade et 73 % des cancers de l'anus [52]. L'infection anale par le HPV reste le plus souvent latente et transitoire puisque éliminée par l'immunité naturelle. Un bon nombre de personnes gardent le virus dans les couches profondes de l'épiderme, raison pour laquelle l'incidence augmente après immunodépression post transplantation ou chez les patients VIH. Cependant, l'origine multifactorielle probable des lésions cancéreuses sur LAP de Crohn ne doit pas faire négliger le risque d'infection par ce virus pro oncogène. La synergie d'une réactivation ou primo infection HPV sur une muqueuse inflammatoire pourrait aboutir au développement de foyers de dysplasie, d'autant plus si le patient est traité par immunosuppresseurs classiques ou anti-TNFα. Certains auteurs suggèrent que l'altération de l'épithélium pourrait faciliter l'infection par les sérotypes HPV à haut risque pro oncogénique. Dans notre étude, seulement 5 patients ont eu une recherche spécifique d'HPV, tous négatifs. La recherche d'HPV intra tumoral s'est avérée négative dans 3 cas de carcinome épidermoïde sur 7.

L'effet d'une immunosuppression sur le risque de cancer de l'anus ou du bas rectum en contexte de maladie chronique inflammatoire digestive est non connu. Cependant, les données de notre étude suggèrent un rôle potentiellement favorisant de la durée d'exposition aux IS. Au sein de la cohorte CESAME, il n'a pas été démontré d'association entre l'utilisation de thiopurines et le diagnostic de cancer anal chez les patients atteints de maladie inflammatoire chronique intestinale. Pourtant, dans le sous-groupe de patients avec une MC et LAP exposés aux thiopurines, le risque brut était relativement notable, de 0.42 pour 1000 patients/an [44]. Les registres TREAT et ENCORE du GETAID n'ont pas mis en évidence d'augmentation des cancers anaux chez les patients traités par infliximab [53].

De façon surprenante, le tabac est montré dans notre étude comme non associé à un sur-risque de survenue de cancer anal ou du bas rectum. Il a été prouvé l'existence d'un lien entre tabagisme et aggravation de la MC. En diminuant les capacités de cicatrisation, le tabac serait propice à l'évolution chronique des LAP. Cet effet « protecteur » vis-à-vis du cancer ano-rectal est paradoxal mais peut s'expliquer par une absence de lien de causalité, le tabac n'étant alors pas le facteur de risque essentiel au développement de ce type de cancer de la sphère périnéale.

L'intensité de la MC luminale peut être reflétée par les antécédents de chirurgie intestinale d'exérèse au cours de l'histoire de la maladie. L'absence d'un nombre plus important d'événements chirurgicaux de l'intestin dans cette série confirme l'insuffisance de corrélation entre l'atteinte péri anale (qui évolue pour son propre compte) et l'inflammation luminale. La survenue d'un cancer de l'anus ou du bas rectum sur MC semble résulter de l'exposition à de multiples facteurs favorisants intriqués, dont le plus essentiel apparaît être l'inflammation chronique locale.

La complexité de la prise en charge de la MC périnéale et l'intrication des symptômes des LAP avec le cancer rendent le diagnostic de carcinome ano-rectal délicat. La majorité des cas sont diagnostiqués à un stade tardif, avec une extension locale T3 ou T4 avec la présence de micro métastases ganglionnaires dans près de 50% des cas. Aucun signe clinique n'apparaît spécifique du cancer. Ils sont multiples et souvent associés : douleurs du périnée, rectorragies, suintements, incontinence fécale. Il est probable que la similarité des symptômes avec des LAP évolutives ne conduisent pas le clinicien à évoquer d'emblée un cancer de la région ano-périnéale. Notre étude suggère qu'un certain nombre de ces cancers sont même complètement ignorés et diagnostiqués en post chirurgie, sur pièce opératoire. Ainsi, 20% des patients de notre série ont été opérés pour des LAP sévères sans diagnostic de cancer connu au préalable contre 80% qui ont bénéficiés de biopsies endoscopiques ou chirurgicales.

La MCAP va induire directement ou indirectement des lésions tumorales de l'anus ou du bas rectum plus avancées localement qu'en population générale [54].

Les principaux facteurs de mauvais pronostic sont l'extension tumorale locale (stade T) et la présence d'une métastase ganglionnaire associée. Hormis un examen clinique approfondi, au mieux sous anesthésie générale, il est réalisé une IRM pelvienne pour évaluer le stade tumoral local. L'IRM est particulièrement intéressante pour les tumeurs localement évoluées (plus de 4 cm) permettant de détecter les ganglions inguinaux, iliaques internes ou externes. L'IRM recherche un envahissement d'un organe de voisinage ou osseux, un envahissement de la cloison recto vaginale ou une fistule vaginale [55]. Quelques cas ont pu bénéficier d'une écho-endoscopie basse. Elle permet d'évaluer l'atteinte des sphincters interne et externe, et apprécie également l'atteinte des releveurs et du bas rectum. Cette évaluation de l'atteinte sphinctérienne pourrait être corrélée au pronostic de façon plus fiable que la taille tumorale (utilisée dans la classification TNM). Elle recherche également des adénopathies péri rectales. L'écho-endoscopie ano-rectale présente l'avantage d'avoir un bon seuil de détection, même pour les petites tumeurs mais son appréciation dépend directement de l'examinateur et de son expérience [56]. Cet examen peut être d'autant plus difficile à interpréter que les remaniements cicatriciels et fibrosant pouvant s'observer en cas d'atteinte périnéale de MC sont importants. Le faible nombre d'échographies ano rectales réalisées dans notre série est probablement lié à la sténose anale de nos patients.

L'intrication d'une MC avec LAP et d'un cancer de la sphère péri-anale n'impose pas de traitement particulier. Les données de notre étude semblent montrer qu'il n'existe pas de spécificité en terme de prise en charge thérapeutique. Ainsi, le carcinome épidermoïde de l'anus sporadique peut généralement être traité avec succès par de la radio-chimiothérapie, et il n'y a aucun élément dans la littérature exposant la nécessité de modifier les modalités de traitement chez les patients avec LAP. L'utilisation de la radio-chimiothérapie pour les cancers du bas rectum a pour but une chirurgie la plus conservatrice possible. Cependant, la résection chirurgicale première peut être nécessaire en cas de lésions péri-anales sévères évoluant de longue date [57]. L'amputation abdomino-périnéale est réalisée dans la majorité des cas dans cette série. La réponse histologique complète (pCR) sur pièce opératoire n'est retrouvée que dans 15 à 30% des cas [14]. L'efficacité du traitement en présence MCAP apparaît similaire au cas de cancer du rectum survenus en dehors d'une MC.
Le traitement du cancer anal / bas rectum au cours d'une MCAP est multimodal et est semblable à celui d'un cancer sporadique. Le recours à une proctectomie est nécessaire pour traiter le cancer, mais également la maladie périnéale fistulisante et/ou sténosante liée à la MC. A plus long terme, les chances de survie semblent être les mêmes entre cancer sporadique et cancer sur MCAP. Malheureusement, le pronostic est souvent médiocre en raison d'un retard au diagnostic du cancer ano-rectal sur MCAP. En population générale, l'étude ACT II retrouvait chez les patients suivis après radio-chimiothérapie 11 % de récidives locorégionales, 5 % de récidives mixtes (locorégionales et métastatiques) et 3 % de récidives métastatiques avec un recul médian de cinq ans [58]. La médiane de survie est de 57 mois dans notre étude,

soit un pronostic relativement moins bon qu'en l'absence de LAP (survie globale d'environ 55% à 5 ans) [59, 20].

L'incidence globale du cancer ano-rectal (tous cancers digestifs confondus) chez les patients présentant une maladie de Crohn péri anale est de 14%, contre 1.4% en population générale [60]. Dans notre étude, l'incidence estimée de survenue d'un cancer de l'anus ou du bas rectum chez les patients avec MC péri anale était de 0.79% à 20 ans et 1.93% à 30 ans. D'autres études précédemment publiées ont montré des résultats sensiblement similaires : Ky et al. ont estimé à 0.7% l'incidence de ce type de cancer après un suivi de plus de 1000 patients avec MC au long cours compliquée de fistules péri rectales, sur une période de 14 ans [60] ; Connell et al. de l'hôpital St Mark's à Londres ont rapportés 5 cas de cancer ano-rectaux sur fistules chez 1250 patients avec MC entre 1940 et 1992, soit une incidence de 0.3% [19]. Même si le risque apparaît relativement faible, il n'en demeure pas moins que le pronostic de cette maladie tumorale reste mauvais à moyen terme, avec un risque élevé de récidive après traitement.

Le dépistage des néoplasies intra épithéliales (AIN) de haut grade a été recommandée chez les personnes à haut risque [51]: patients VIH +, hommes ayant des rapports sexuels avec des hommes, femmes présentant une dysplasie cervicale de haut grade, ou patients recevant des thérapeutiques médicamenteuses immunosuppressives après transplantation d'organe solide. De la même façon, le dépistage du cancer colique est recommandé en cas de MC évoluant depuis plus de 8 ans [61]. Par analogie, l'existence de LAP pourrait relever d'un suivi rapproché. Cependant, il n'existe à ce jour pas de stratégie spécifique de surveillance et dépistage de dysplasie sur les LAP de MC [41]. Une lésion cancéreuse du bas rectum ou du canal anal devrait être suspectée chez les patients atteints MCAP présentant une exubérance de granulation péri-anale, une ulcération persistante, une douleur ano-rectale ou des saignements. Le diagnostic est souvent retardé en cas de MC en raison de symptômes non spécifiques semblables. Le cancer est souvent pris pour une sténose bénigne. Un argument fort pour un futur dépistage est la constatation d'une survie médiocre dans cette série de patients atteints de MCAP, contrairement à une survie meilleure dans la population générale notamment pour les cancers épidermoïdes de l'anus : 80% de guérisons à 5 ans [62]. Il apparaît donc nécessaire de réaliser une étude interventionnelle sur cohorte prospective évaluant la faisabilité et la rentabilité diagnostique d'un dépistage de dysplasie par biopsies endoscopiques et/ou chirurgicales chez des patients ayant une maladie de Crohn avec atteinte anale et/ou rectale, à risque élevé de développer un cancer ano-rectal.

Conclusion

Cette étude descriptive, rétrospective, cas - témoins portant sur 42 patients ayant développés des lésions cancéreuses de l'anus et du bas rectum sur maladie de Crohn avec ou sans lésions ano-périnéale met en exergue le risque peu fréquent, mais particulièrement grave d'évolution vers la malignité. L'incidence semble augmenter sur les trois dernières années. Le type histologique le plus fréquent est l'adénocarcinome, diagnostiqué le plus souvent à un stade localement avancé. L'évolution chronique sur plusieurs années des lésions ano-périnéales de maladie de Crohn, l'intrication des symptômes de l'inflammation périnéale avec le cancer, et la sous estimation du risque de transformation maligne par le gastroentérologue conduisent à une découverte le plus souvent tardive de la maladie. L'existence d'une atteinte inflammatoire colique en amont de la charnière recto sigmoïdienne au diagnostic de la MC, l'absence de tabagisme, l'inexistence de manifestations systémiques et la durée du traitement immunosuppresseur sont des facteurs prédisposant au développement de ce type de néoplasie. Ces cancers se développent dans la grande majorité des cas sur LAP de MC. La prise en charge thérapeutique ne diffère pas dans la MC par rapport à un cancer sporadique, et repose principalement sur la radio-chimiothérapie et la chirurgie. Le potentiel évolutif péjoratif vers le cancer ano-rectal des patients porteurs de lésions ano-périnéales de maladie de Crohn ne doit pas être sous estimé et impose une surveillance rapprochée.

La réalisation d'une étude interventionnelle sur cohorte prospective évaluant la faisabilité et la rentabilité diagnostique d'un dépistage de dysplasie par biopsies endoscopiques et/ou chirurgicales chez des patients ayant une maladie de Crohn avec atteinte anale et/ou rectale, à risque élevé de développer un cancer ano-rectal devrait être envisagée.

Bibliographie

1 Baumgart DC, Sandborn WJ. Crohn's disease. *Lancet* 2012;**380**:1590–605.

2 Eglinton TW, Barclay ML, Gearry RB, et al. The spectrum of perianal Crohn's disease in a population-based cohort. *Dis Colon Rectum* 2012;**55**:773–7.

3 Satsangi J, Silverberg MS, Vermeire S, et al. The Montreal classification of inflammatory bowel disease: controversies, consensus, and implications. *Gut* 2006;**55**:749–53.

4 Manninen P, Karvonen A-L, Huhtala H, et al. The risk of colorectal cancer in patients with inflammatory bowel diseases in Finland: A follow-up of 20years. *J Crohns Colitis* Published Online First: 22 April 2013. doi:10.1016/j.crohns.2013.04.003

5 Beaugerie L, Svrcek M, Seksik P, et al. Risk of Colorectal High-Grade Dysplasia and Cancer in a Prospective Observational Cohort of Patients with Inflammatory Bowel Disease. *Gastroenterology* Published Online First: 27 March 2013. doi:10.1053/j.gastro.2013.03.044

6 Devon KM, Brown CJ, Burnstein M, et al. Cancer of the anus complicating perianal Crohn's disease. *Dis Colon Rectum* 2009;**52**:211–6.

7 Bergstrand O, Ewerth S, Hellers G, et al. Outcome following treatment of anal fistulae in Crohn's disease. *Acta Chir Scand Suppl* 1980;**500**:43–4.

8 Hughes LE. Clinical classification of perianal Crohn's disease. *Dis Colon Rectum* 1992;**35**:928–32.

9 Freeman HJ. Long-term natural history of Crohn's disease. *World J Gastroenterol Wjg* 2009;**15**:1315–8.

10 Present DH, Rutgeerts P, Targan S, et al. Infliximab for the treatment of fistulas in patients with Crohn's disease. *N Engl J Med* 1999;**340**:1398–405.

11 Korelitz BI. Carcinoma arising in Crohn's disease fistulae: another concern warranting another type of surveillance. *Am J Gastroenterol* 1999;**94**:2337–9.

12 Baars JE, Kuipers EJ, Dijkstra G, et al. Malignant transformation of perianal and enterocutaneous fistulas is rare: results of 17 years of follow-up from The Netherlands. *Scand J Gastroenterol* 2011;**46**:319–25.

13 Cosnes J, Nion-Larmurier I, Beaugerie L, et al. Impact of the increasing use of immunosuppressants in Crohn's disease on the need for intestinal surgery. *Gut* 2005;**54**:237–41.

14 Belkacémi Y, Berger C, Poortmans P, et al. Management of primary anal canal adenocarcinoma: a large retrospective study from the Rare Cancer Network. *Int J Radiat Oncol Biol Phys* 2003;**56**:1274–83.

15 Lightdale CJ, Sternberg SS, Posner G, et al. Carcinoma complicating Crohn's disease. Report of seven cases and review of the literature. *Am J Med* 1975;**59**:262–8.

16 Slater G, Greenstein A, Aufses AH Jr. Anal carcinoma in patients with Crohn's disease. *Ann Surg* 1984;**199**:348–50.

17 Chaikhouni A, Regueyra FI, Stevens JR. Adenocarcinoma in perineal fistulas of Crohn's disease. *Dis Colon Rectum* 1981;**24**:639–43.

18 Bahadursingh AM, Longo WE. Malignant transformation of chronic perianal Crohn's fistula. *Am J Surg* 2005;**189**:61–2.

19 Connell WR, Sheffield JP, Kamm MA, et al. Lower gastrointestinal malignancy in Crohn's disease. *Gut* 1994;**35**:347–52.

20 Johnson LG, Madeleine MM, Newcomer LM, et al. Anal cancer incidence and survival: the surveillance, epidemiology, and end results experience, 1973-2000. *Cancer* 2004;**101**:281–8.

21 Thomas M, Bienkowski R, Vandermeer TJ, et al. Malignant transformation in perianal fistulas of Crohn's disease: a systematic review of literature. *J Gastrointest Surg Off J Soc Surg Aliment Tract* 2010;**14**:66–73.

22 Abramowitz L, Jacquard A-C, Jaroud F, et al. Human papillomavirus genotype distribution in anal cancer in France: the EDiTH V study. *Int J Cancer J Int Cancer* 2011;**129**:433–9.

23 Shiels MS, Pfeiffer RM, Gail MH, et al. Cancer burden in the HIV-infected population in the United States. *J Natl Cancer Inst* 2011;**103**:753–62.

24 Sobhani I, Walker F, Aparicio T, et al. Effect of anal epidermoid cancer-related viruses on the dendritic (Langerhans') cells of the human anal mucosa. *Clin Cancer Res Off J Am Assoc Cancer Res* 2002;**8**:2862–9.

25 Jess T, Loftus EV Jr, Velayos FS, *et al.* Risk of intestinal cancer in inflammatory bowel disease: a population-based study from olmsted county, Minnesota. *Gastroenterology* 2006;**130**:1039–46.

26 Shia J, Tang LH, Weiser MR, *et al.* Is nonsmall cell type high-grade neuroendocrine carcinoma of the tubular gastrointestinal tract a distinct disease entity? *Am J Surg Pathol* 2008;**32**:719–31.

27 Bai M, Katsanos KH, Economou M, *et al.* Rectal Epstein-Barr virus-positive Hodgkin's lymphoma in a patient with Crohn's disease: case report and review of the literature. *Scand J Gastroenterol* 2006;**41**:866–9.

28 Dinh MH, Matkowskyj KA, Stosor V. Colorectal lymphoma in the setting of HIV: case report and review of the literature. *Aids Patient Care Stds* 2009;**23**:227–30.

29 Hilman S, Brammer C. Human immunodeficiency virus-associated Hodgkin's disease of the anal canal. *Clin Oncol R Coll Radiol Gt Br* 2005;**17**:69.

30 Ingle SB, Loftus EV Jr. The natural history of perianal Crohn's disease. *Dig Liver Dis Off J Ital Soc Gastroenterol Ital Assoc Study Liver* 2007;**39**:963–9.

31 Lapidus A. Crohn's disease in Stockholm County during 1990-2001: an epidemiological update. *World J Gastroenterol Wjg* 2006;**12**:75–81.

32 Singh B, McC Mortensen NJ, Jewell DP, *et al.* Perianal Crohn's disease. *Br J Surg* 2004;**91**:801–14.

33 Beaugerie L, Seksik P, Nion-Larmurier I, *et al.* Predictors of Crohn's disease. *Gastroenterology* 2006;**130**:650–6.

34 Tang LY, Rawsthorne P, Bernstein CN. Are perineal and luminal fistulas associated in Crohn's disease? A population-based study. *Clin Gastroenterol Hepatol Off Clin Pr J Am Gastroenterol Assoc* 2006;**4**:1130–4.

35 Siproudhis L, Mortaji A, Mary JY, *et al.* Anal lesions: any significant prognosis in Crohn's disease? *Eur J Gastroenterol Hepatol* 1997;**9**:239–43.

36 Etienney I, Bouhnik Y, Gendre J-P, *et al.* Crohn's disease over 20 years after diagnosis in a referral population. *Gastroentérologie Clin Biol* 2004;**28**:1233–9.

37 Keighley MR, Allan RN. Current status and influence of operation on perianal Crohn's disease. *Int J Colorectal Dis* 1986;**1**:104–7.

38 Bouguen G, Siproudhis L, Bretagne J-F, *et al.* Nonfistulizing perianal Crohn's disease: clinical features, epidemiology, and treatment. *Inflamm Bowel Dis* 2010;**16**:1431–42.

39 Ogawa H, Haneda S, Shibata C, *et al.* Adenocarcinoma associated with perianal fistulas in Crohn's disease. *Anticancer Res* 2013;**33**:685–9.

40 Kamiya T, Ando T, Ishiguro K, *et al.* Intestinal cancers occurring in patients with Crohn's disease. *J Gastroenterol Hepatol* 2012;**27 Suppl 3**:103–7.

41 Egan L, D'Inca R, Jess T, *et al.* Non-colorectal intestinal tract carcinomas in inflammatory bowel disease: Results of the 3rd ECCO Pathogenesis Scientific Workshop (II). *J Crohns Colitis* Published Online First: 7 May 2013. doi:10.1016/j.crohns.2013.04.009

42 Jess T, Gamborg M, Matzen P, *et al.* Increased risk of intestinal cancer in Crohn's disease: a meta-analysis of population-based cohort studies. *Am J Gastroenterol* 2005;**100**:2724–9.

43 Palascak-Juif V, Bouvier AM, Cosnes J, *et al.* Small bowel adenocarcinoma in patients with Crohn's disease compared with small bowel adenocarcinoma de novo. *Inflamm Bowel Dis* 2005;**11**:828–32.

44 Beaugerie L. Inflammatory bowel disease therapies and cancer risk: where are we and where are we going? *Gut* 2012;**61**:476–83.

45 Buchmann P, Allan RN, Thompson H, *et al.* Carcinoma in a rectovaginal fistula in a patient with Crohn's disease. *Am J Surg* 1980;**140**:462–3.

46 Traube J, Simpson S, Riddell RH, *et al.* Crohn's disease and adenocarcinoma of the bowel. *Dig Dis Sci* 1980;**25**:939–44.

47 Church JM, Weakley FL, Fazio VW, *et al.* The relationship between fistulas in Crohn's disease and associated carcinoma. Report of four cases and review of the literature. *Dis Colon Rectum* 1985;**28**:361–6.

48 Ball CS, Wujanto R, Haboubi NY, *et al.* Carcinoma in anal Crohn's disease: discussion paper. *J R Soc Med* 1988;**81**:217–9.

49 Karagas MR, Cushing GL Jr, Greenberg ER, *et al.* Non-melanoma skin cancers and glucocorticoid therapy. *Br J Cancer* 2001;**85**:683–6.

50 Kurdgelashvili G, Dores GM, Srour SA, *et al.* Incidence of potentially human

papillomavirus-related neoplasms in the United States, 1978 to 2007. *Cancer* Published Online First: 11 April 2013. doi:10.1002/cncr.27989

51 Arbyn M, de Sanjosé S, Saraiya M, *et al.* EUROGIN 2011 roadmap on prevention and treatment of HPV-related disease. *Int J Cancer J Int Cancer* 2012;**131**:1969–82.

52 Valmary-Degano S, Jacquin E, Prétet J-L, *et al.* Signature patterns of human papillomavirus type 16 in invasive anal carcinoma. *Hum Pathol* Published Online First: 21 December 2012. doi:10.1016/j.humpath.2012.08.019

53 Lichtenstein GR, Feagan BG, Cohen RD, *et al.* Serious infections and mortality in association with therapies for Crohn's disease: TREAT registry. *Clin Gastroenterol Hepatol Off Clin Pr J Am Gastroenterol Assoc* 2006;**4**:621–30.

54 Ortholan C, Resbeut M, Hannoun-Levi J-M, *et al.* Anal canal cancer: management of inguinal nodes and benefit of prophylactic inguinal irradiation (CORS-03 Study). *Int J Radiat Oncol Biol Phys* 2012;**82**:1988–95.

55 Goh V, Gollub FK, Liaw J, *et al.* Magnetic resonance imaging assessment of squamous cell carcinoma of the anal canal before and after chemoradiation: can MRI predict for eventual clinical outcome? *Int J Radiat Oncol Biol Phys* 2010;**78**:715–21.

56 Parikh J, Shaw A, Grant LA, *et al.* Anal carcinomas: the role of endoanal ultrasound and magnetic resonance imaging in staging, response evaluation and follow-up. *Eur Radiol* 2011;**21**:776–85.

57 Green S, Stock RG, Greenstein AJ. Rectal cancer and inflammatory bowel disease: natural history and implications for radiation therapy. *Int J Radiat Oncol Biol Phys* 1999;**44**:835–40.

58 James RD, Glynne-Jones R, Meadows HM, *et al.* Mitomycin or cisplatin chemoradiation with or without maintenance chemotherapy for treatment of squamous-cell carcinoma of the anus (ACT II): a randomised, phase 3, open-label, 2 × 2 factorial trial. *Lancet Oncol* 2013;**14**:516–24.

59 Maas M, Nelemans PJ, Valentini V, *et al.* Long-term outcome in patients with a pathological complete response after chemoradiation for rectal cancer: a pooled analysis of individual patient data. *Lancet Oncol* 2010;**11**:835–44.

60 Ky A, Sohn N, Weinstein MA, *et al.* Carcinoma arising in anorectal fistulas of Crohn's disease. *Dis Colon Rectum* 1998;**41**:992–6.

61 Dignass A, Van Assche G, Lindsay JO, *et al.* The second European evidence-based Consensus on the diagnosis and management of Crohn's disease: Current management. *J Crohns Colitis* 2010;**4**:28–62.

62 Abramowitz L, Mathieu N, Roudot-Thoraval F, *et al.* Epidermoid anal cancer prognosis comparison among HIV+ and HIV- patients. *Aliment Pharmacol Ther* 2009;**30**:414–21.

Annexes

Tableau 1 - Caractéristiques clinique et démographique au diagnostic de cancer ano-rectal chez les 42 cas

Variable	Tous cancers n=42 (%)	Adénocarcinome n=31 (%)	Carcinome épidermoïde n=7 (%)	p-value
Age *(années)* [a]	42.3 (37.5-50.8)	42.1 (37.1-46.8)	50.5 (41.6-63.2)	NS
Sexe				
Homme	16 (38)	10 (32)	2 (29)	NS
Femme	26 (62)	21 (68)	5 (71)	
Maladie de Crohn (Montréal Classification)				
Localisation				
iléale L1	0	0	0	
colique L2	21 (50)	15 (48)	4 (57)	NS
iléo colique L3	21 (50)	16 (52)	3 (43)	NS
Phénotype				
inflammatoire B1	22 (53)	16 (52)	4 (57)	NS
sténosant B2	6 (14)	4 (13)	0	NS
pénétrant B3	14 (33)	11 (35)	3 (43)	NS
Absence de lésions périnéales « p » [b]	2 (5)	2 (7)	-	
Tabac				
Non fumeur	27 (64)	19 (61)	5 (71)	NS
Fumeur actif	4 (10)	4 (13)	0	NS
Fumeur sevré	11 (26)	8 (26)	2 (29)	NS
Type de lésions périnéales				
Sténose	6 (15)	5 (17)	1 (14)	NS
Fistule	18 (45)	11 (38)	5 (71)	NS
Fistule et sténose associées	16 (40)	13 (45)	1 (14)	NS
Délai médian entre : *(années)* [a]				
Maladie de Crohn et cancer	19.6 (14.6-26.6)	20.3 (15.8-26.4)	18.9 (12-31.8)	NS
Lésions ano-périnéales et cancer	9.5 (3.7-17.2)	4.4 (9.8-16.2)	2.9 (0.3-21)	NS
Sténose et cancer	2.9 (0.8-6.3)	4.2 (0.9-6.8)	0.3 (0.1-0.4)	0.0007
Exposition dans les 3 ans :				
anti-TNFα	15 (36)	12 (38)	1 (14)	NS
traitement IS classique	26 (62)	20 (65)	4 (57)	NS
Siège du cancer				
Bas rectum	23 (55)	21 (68)	0	
Canal anal	19 (45)	10 (32)	7 (100)	0.0023
Diagnostic du cancer :				
Avant traitement chirurgical				
- Biopsies endoscopiques	15 (36)	10 (32)	3 (43)	NS
- Biopsies chirurgicales	19 (45)	15 (48)	3 (43)	NS
Après chirurgie, sur pièce histologique	8 (19)	6 (20)	1 (14)	NS
Classification TNM				
T1 – T2	9 (23)	6 (17)	3 (44)	
T3 – T4	31 (77)	25 (81)	4 (56)	0.0287
N+	20 (50)	15 (45)	3 (42)	NS
M+	6 (14)	6 (19)	0	NS

[a] Valeur médiane (IQR $Q_1 – Q_3$)
[b] Tous les cas présentaient une atteinte périnéale concomitante « p », sauf 2 patients
$p<0.05$

Tableau 2 - Classification de Montréal pour la maladie de Crohn [3]

Age au diagnostic
A1   inférieur à 16 ans
A2   entre 17 et 40 ans
A3   supérieur à 40 ans

Localisation
L1   iléale
L2   colique
L3   iléo-colique
L4   atteinte isolée du tractus digestif supérieur

Phénotype
B1   inflammatoire
B2   sténosant
B3   pénétrant

"p"   atteinte périnéale

Figure 1 - Répartition des cas selon la classification de Montréal

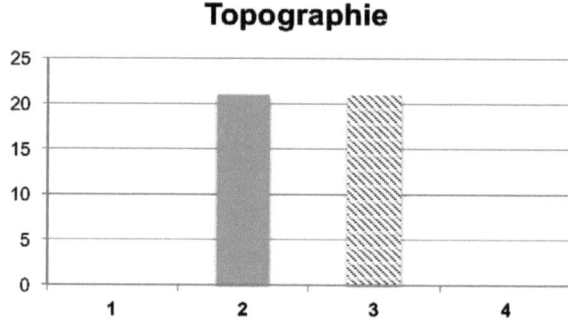

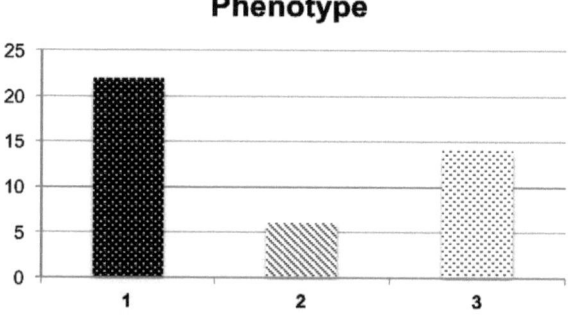

Figure 2 - Type de lésions ano-périnéales (avant diagnostic de cancer) et répartition selon le type histologique de cancer

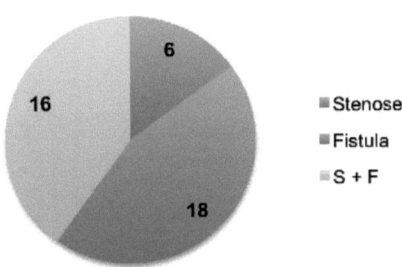

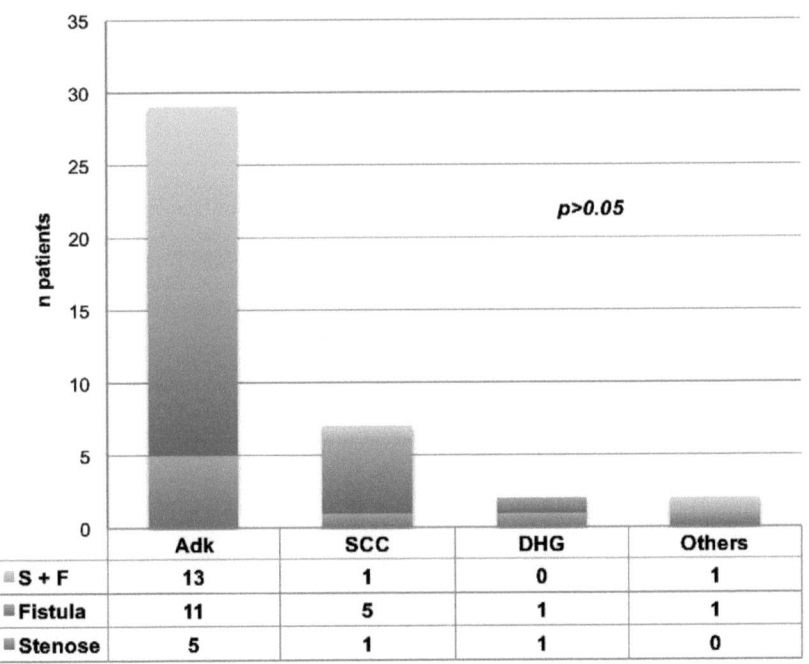

Tableau 3 – Distribution des 42 cas de cancer ano-rectal selon le type histologique

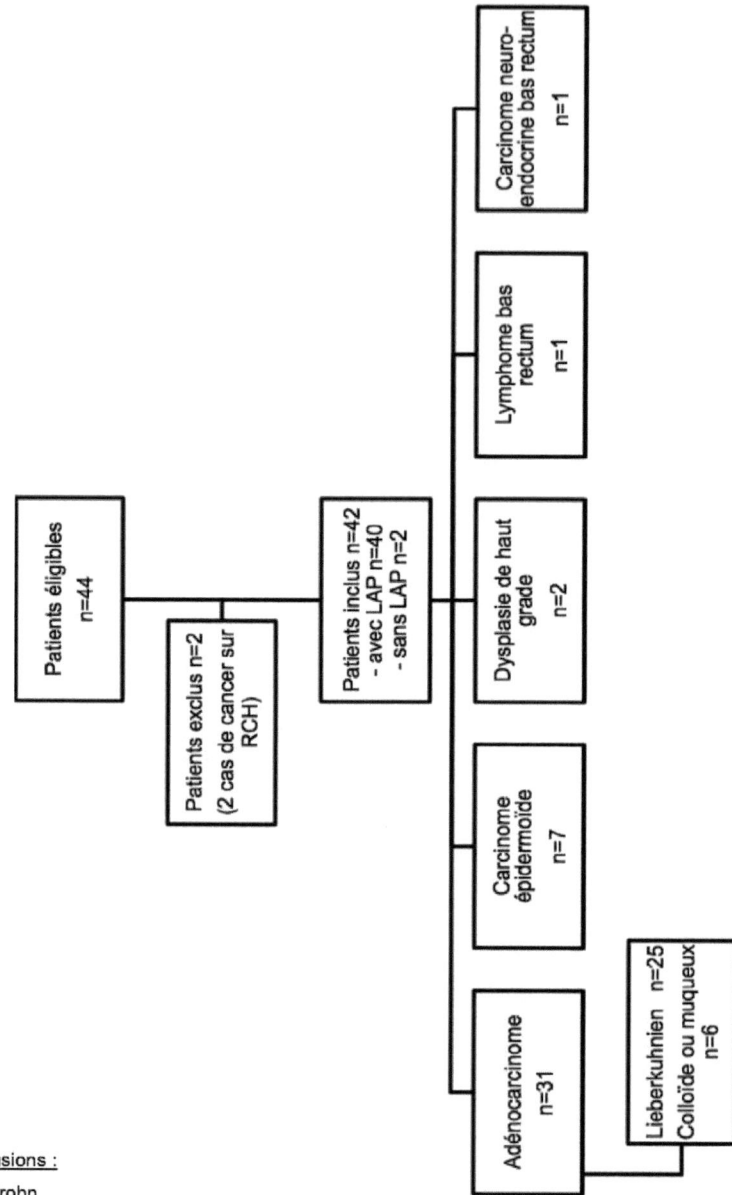

Critères d'inclusions :

- Maladie de Crohn
- Présence ou non de lésions périnéales
- Cancer du canal anal/bas rectum ou dysplasie de haut grade histologiquement prouvé

Tableau 4A - Classification TNM du *cancer anal* selon la classification de l'Union Internationale contre le Cancer (UICC) 2010

Tumeur primitive (T)
Tx   Non évaluée
Tis Tumeur in situ
T0   Pas d'évidence de tumeur primitive
T1   Tumeur inférieure ou égale à 2cm dans sa plus grande dimension
T2   Tumeur supérieure à 2cm mais inférieure ou égale à 5cm dans sa plus grande dimension (de 21mm à 50mm)
T3   Tumeur supérieure à 5cm dans sa plus grande dimension
T4   Tumeur, quelle que soit sa taille, qui envahit un ou plusieurs organes adjacents (vagin, urètre, vessie) à l'exception du rectum, de la peau périnéale, du tissu cellulaire sous-cutané et du sphincter

Adénopathies régionales (N)
Nx   Ganglions non évalués
N0   Pas de métastase ganglionnaire
N1   Ganglions périrectaux
N2   Ganglions périrectaux et inguinaux et/ou iliaques internes bilatéraux et/ou inguinaux   bilatéraux.
N3   Ganglions périrectaux et inguinaux et/ou iliaques internes bilatéraux et/ou inguinaux   bilatéraux.

Métastases à distance (M)
Mx   Non évaluées
M0   Pas de métastase
M1   Métastases à distance

Tableau 4B - Classification TNM *cancer du rectum* selon la classification de l'Union Internationale contre le Cancer (UICC)

Tumeur primitive (T)
Tx   Non évaluée
Tis Tumeur intra épithéliale (carcinome in situ) ou envahissant le chorion sans franchir la   musculeuse
T1   Envahissement de la sous-muqueuse
T2   Envahissement de la musculeuse
T3A Envahissement de la graisse péri-rectale sur moins de 5mm, mais tumeur ne dépassant pas   5cm de surface de grand diamètre, étendue à la moitié de la circonférence rectale ou moins
T3B Extension locale qui dépasse les limites de T3A
T4   Organe de voisinage infiltré par la tumeur tumeur fixée à la paroi pelvienne

Adénopathies régionales (N)
Nx   Ganglions non évalués
N0   Pas de métastase ganglionnaire
N1   1 à 3 ganglions envahis
N2   4 ganglions ou plus envahis

Métastases à distance (M)
Mx   Non évaluées
M0   Pas de métastase
M1   Métastases à distance

Figure 3 – Délai de survenu du cancer selon le type de LAP

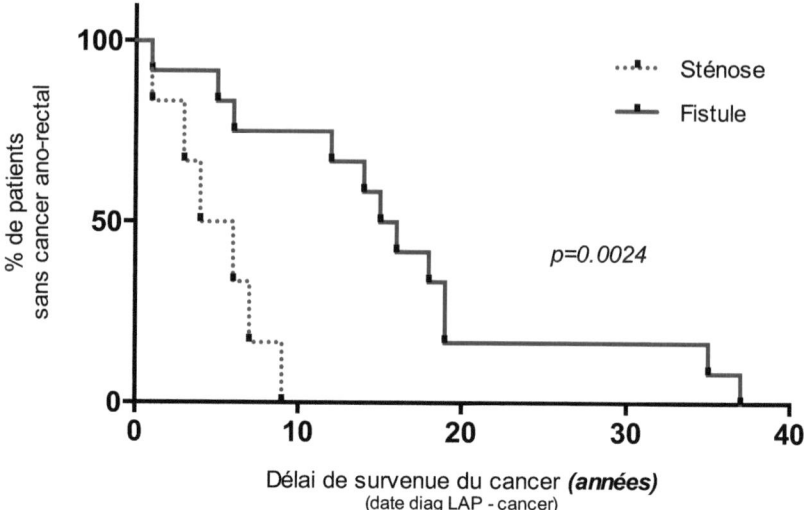

Figure 4 – Extension tumorale locale (*stade T*) selon le type histologique

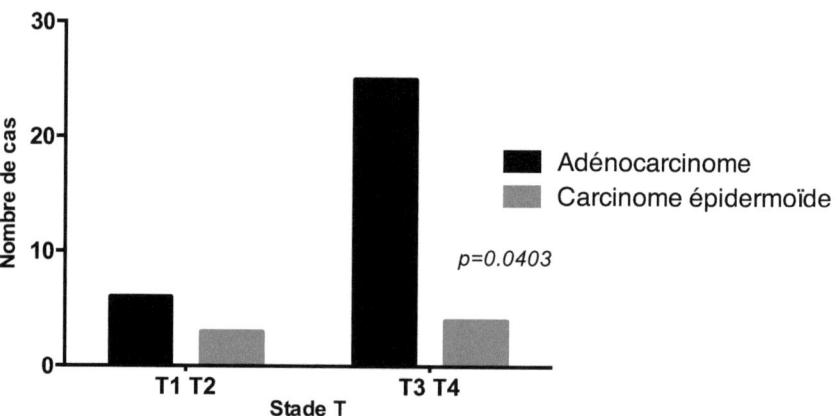

Tableau 5 – Suivi et type de traitement des patients ayant un cancer ano-rectal sur MC selon le type histologique

Variable	Tous cancers [b] n=42 (%)	Adénocarcinome n=31 (%)	Carcinome épidermoïde n=7 (%)	p-value	Lymphome bas rectum n=1	Carcinome neuroendocrine n=1
Chimiothérapie						
Pré opératoire	19 (42.5)	13 (45)	4 (57)	NS	x	x
Post opératoire	23 (55)	20 (64)	3 (43)	NS		
Aucune	9 (21)	7 (23)	1 (14)	NS		
Chirurgie						
Amputation abdomino-périnéale	30 (71)	26 (84)	2 (28)	0.0041		
Stomie de dérivation seule	1 (2)	1 (3)	0	NS		
Aucune	11 (27)	4 (13)	5 (72)	0.0016	x	x
Radiothérapie						
Pré opératoire	21 (50)*	14 (45)*	6 (86)	NS		x
Post opératoire	8 (19)*	7 (22)*	1 (14)	NS		
Aucune	14 (33)	11 (35)	0	NS	x	
Nombre de cancers diagnostiqués avant 2010	17 (42)	13 (42)	3 (42)	NS	1	0
Durée de suivie (années) [a]						
tous les patients	2.6 (0.12-13.2)	2.8 (0.12-13.2)	2.8 (0.3-9.6)			
diagnostic avant 2010	4 (0.4-13.2)	4.2 (0.5-13.2)	4.3 (0.4-9.5)			

[a] Durée moyenne (min-max)
[b] Les 2 cas de dysplasie de haut grade ont été inclus dans les effectifs
* 1 cas a bénéficié d'une radiothérapie pré et post opératoire

Tableau 6 – Modalités de traitement des 42 cas de cancers ano-rectaux sur de MC avec ou sans LAP

	RTCT pré op + AAP	AAP seule	RTCT seule	AAP + RTCT post op	RT pré op + AAP	CT seule	p-value
Nombre de patients, n (%)	9 (21)	12 (28)	9 (21)	6 (15)	4 (10)	2 (5)	
Type histologique du cancer							
Adénocarcinome	9	10	3	5	3	1	0.009
Carcinome épidermoïde	0	0	5	1	1	0	
Dysplasie Haut Grade	0	2	0	0	0	0	
Lymphome / carcinome NE	0	0	0 / 1	0	0	1 / 0	
Topographie du cancer							
Bas rectum	6	6	3	4	2	2	NS
Canal anal	3	6	6	2	2	0	
Staging tumoral							
T1/T2/T3/T4	0/0/4/5	0/4/4/2	2/1/2/4	1/1/2/2	0/0/2/2	0/0/2/0	NS
N+	3	3	5	3	2	2	NS
Type de LAP							
Sténose	2	1	2	1	0	0	NS
Fistule	2	4	3	5	2	2	
Sténose + fistule	5	5	4	0	2	0	
Pas de LAP	0	2	0	0	0	0	
Résection R0/R1/R2	7/1/1	11/1/0	-	3/3/0	3/1/0	-	NS
% de récidive	45	25	44	100	25	50	
Survie sans récidive (mois) [a]	34	41	26	36	25	13	NS
% de décès	33	8	44	67	0	50	
Survie globale (mois) [a]	66	30	42	93	- *	20	NS

[a] valeur médiane
* non estimable
AAP = amputation abdomino-périnéale
RTCT = radio-chimiothérapie

Figure 5A - Survie sans récidive du cancer (DFS) en fonction du type de traitement entrepris

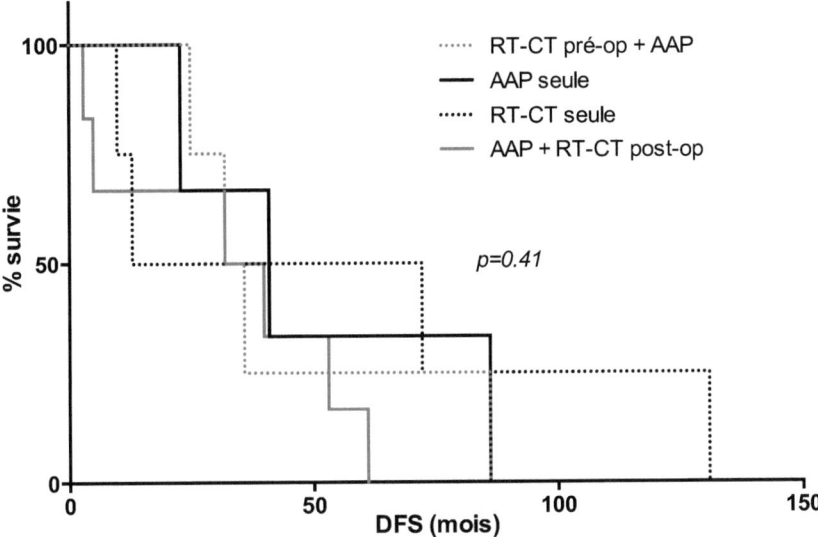

Figure 5B - Survie globale (OS) en fonction du type de traitement entrepris

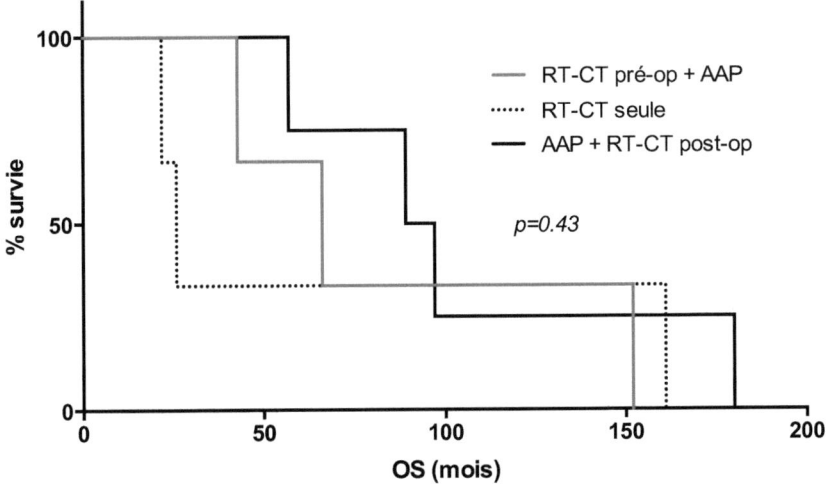

Tableau 7 – Caractéristiques cliniques des cas avec cancer ano-rectal et des contrôles appariés au diagnostic de la maladie de Crohn (analyse univariée)

Variable	Cas (cancer ano-rectal) n=42 (%)	Contrôles n=168 (%)	p-value
Age au diagnostic de MC *(années)* [a]	23.8 (19-26)	24.2 (19-25)	NS
LAP « p » [b]	40 (95)	160 (95)	NS
Sexe			
homme	16 (38)	64 (38)	NS
femme	26 (62)	104 (62)	
Tabac			
non fumeur	27 (64)	80 (45)	0.028
fumeur actif ou sevré	15 (36)	88 (55)	
Antécédents familiaux de MC	7 (17)	40 (24)	NS
Localisation initiale de la MC			
Rectum	33 (78)	107 (64)	0.0673
Colon gauche	32 (76)	103 (61)	NS
Colon sigmoïde	34 (81)	117 (70)	NS
Colon droit	24 (57)	95 (56)	NS
Iléon	19 (45)	66 (39)	NS
Atteinte colique *(tout siège)*	40 (95)	138 (82)	0.0347
Atteinte cumulée rectum et anus	36 (86)	144 (86)	NS
Jamais d'atteinte du rectum	4 (9)	16 (9)	NS
Jamais d'atteinte anale « p »	2 (5)	8 (5)	NS
LAP au diagnostic	18 (43)	64 (38)	NS
Présence de fistule anale			
- avant ou dans les 6 mois suivant le diagnostic	9 (21)	36 (21)	NS
- à un moment au cours de l'évolution de la MC	33 (78)	132 (78)	NS
Diagnostic de MC			
- fait avant 1981	11 (26)	44 (26)	NS
- entre 1981-1990	13 (31)	52 (31)	NS
- après 1990	18 (43)	72 (43)	NS
Manifestations extra-digestives	6 (14)	79 (47)	0.0001
Chirurgie intestinale dans l'évolution de la MC	22 (52)	90 (54)	NS
Stomie en place sur une durée > 1 an	6 (14)	37 (22)	NS
Délai d'apparition des LAP par rapport au diagnostic de MC *(années)* [a]	4 (0-18)	2.1 (0-7.9)	NS
Ancienneté des LAP au diagnostic de cancer *(années)* [a]	9.5 (3.7-17.2)	13.8 (8.2-21.2)	NS

[a] Valeur médiane (IQR)
[b] "p" atteinte périnéale (Classification Montréal)

Tableau 8 – Comparaison concernant l'utilisation des immunosuppresseurs (IS) et anti-TNFα dans les 2 groupes au cours de l'évolution de la maladie de Crohn

Variable	Cas (cancer ano-rectal) n=42	Contrôles n=168	p-value
Age au diagnostic de MC *(années)* [a]	23.8 (19-26)	24.2 (19-25)	NS
Traitement au cours de la MC			
Immunosuppresseur (IS) seul	13	69	NS
anti-TNFα seul	3	0	0.0056
bithérapie IS + anti-TNFα	12	56	NS
Précocité de prescription des *IS* classiques [a]			
Taux cumulé de prescription à *10 ans*	57% (41.7-71.2)	51.2% (44-58.6)	NS
Taux cumulé de prescription à *25 ans*	68% (49.5-82.2)	75.4% (67.5-82)	NS
Précocité de prescription des *anti-TNFα* [a]			
Taux cumulé de prescription à *10 ans*	17.7% (8.9-32.4)	17.9% (13-24.5)	NS
Taux cumulé de prescription à *25 ans*	42.6% (23.6-64.1)	35.3% (26.4-45)	NS
% de temps passé sous IS depuis le diagnostic de MC [a]	36% (0-71)	23% (3-50)	0.045
Durée du traitement IS *(années)* [b]	7.76	5.77	0.044

[a] Valeur médiane, % (IQR)
[b] moyenne

Figure 6 – Incidence cumulée du risque de cancer anal ou du bas rectum au sein des patients avec MC, issus de MICISTA

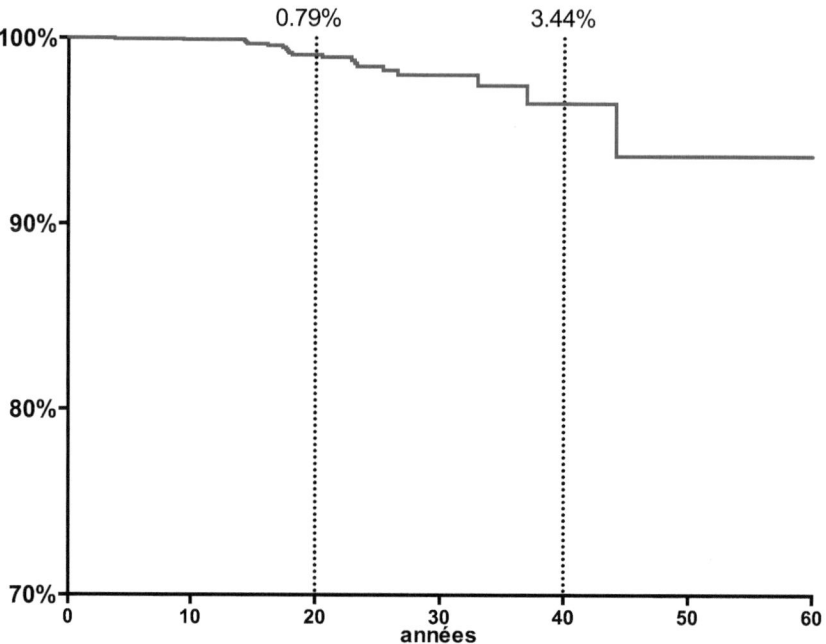

Les risques de cancer anal ou bas rectum pour l'ensemble de la population « maladie de Crohn » de MICISTA sont de :

- 0.79 % (0.39-1.61%) à 20 ans d'évolution
- 1.93 % (1.00-3.69%) à 30 ans d'évolution
- 3.44 % (1.28-8.90%) à 40 ans d'évolution
- 6.28 % (1.01-30.51%) à 50 ans d'évolution

Tableau 9 - Calcul de l'incidence des cancers de l'anus et bas rectum par périodes de 3 ans dans MICISTA (*date analyse le 31/05/2013*)

	N dans la base	Perdus de vue avant	Vus dans la période	Nombre de cancer	Incidence sur la période (x 1000)	Incidence annuelle (x 1000)	Cancer avant ou <6 mois	Infliximab avant
Période 1995-1997	1568	293	1275	1	0.784	0.261	1	0
Période 1998-2000	2185	566	1619	3	1.853	0.618	2	0
Période 2001-2003	2981	881	2099	4	1.907	0.636	2	0
Période 2004-2006	3777	1514	2263	2	0.884	0.295	1	0
Période 2007-2009	4378	2221	2157	4	1.854	0.611	1	1
Période 2010-2012	4906	2847	2059	7	3.400	1.133	0	4

Figure 7A - Survie sans maladie (DFS) selon le type histologique

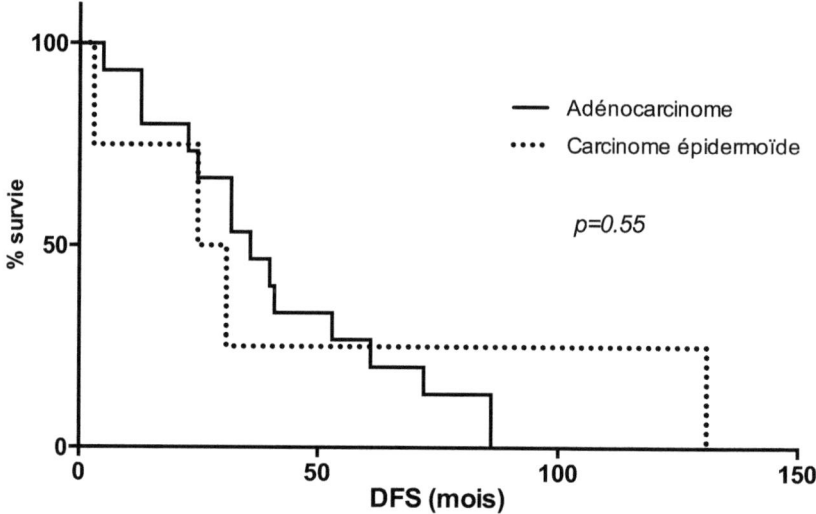

Figure 7B - Survie globale (OS) selon le type histologique

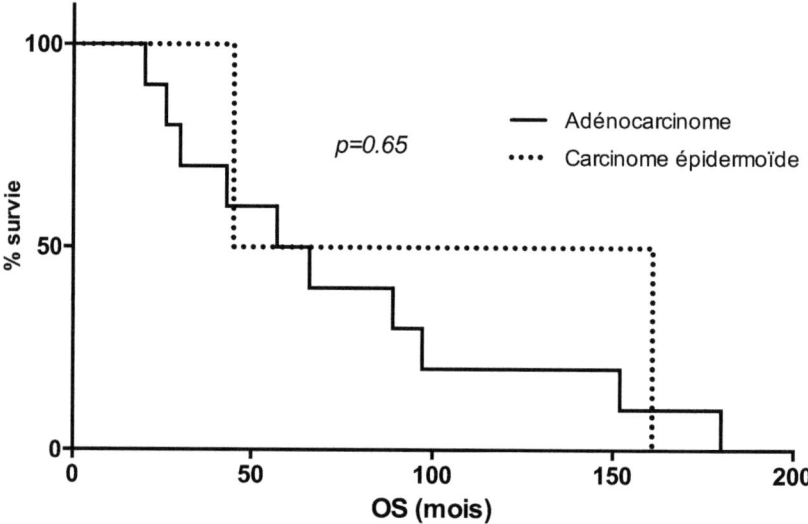

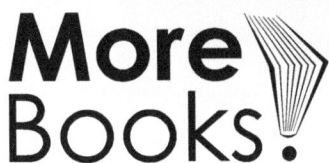

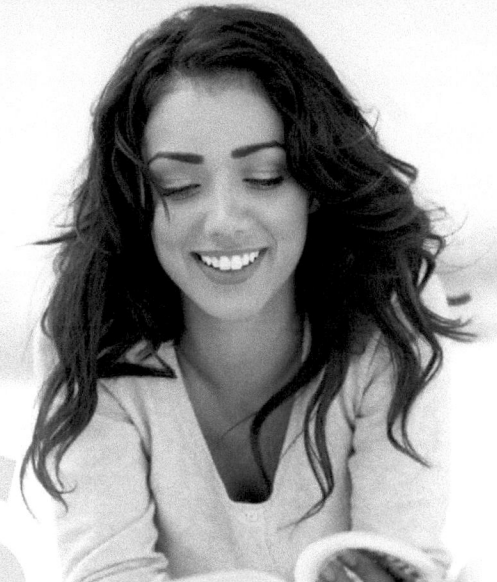

Oui, je veux morebooks!

i want morebooks!

Buy your books fast and straightforward online - at one of world's fastest growing online book stores! Environmentally sound due to Print-on-Demand technologies.

Buy your books online at
www.get-morebooks.com

Achetez vos livres en ligne, vite et bien, sur l'une des librairies en ligne les plus performantes au monde!
En protégeant nos ressources et notre environnement grâce à l'impression à la demande.

La librairie en ligne pour acheter plus vite
www.morebooks.fr

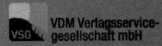

VDM Verlagsservicegesellschaft mbH
Heinrich-Böcking-Str. 6-8
D - 66121 Saarbrücken

Telefon: +49 681 3720 174
Telefax: +49 681 3720 1749

info@vdm-vsg.de
www.vdm-vsg.de

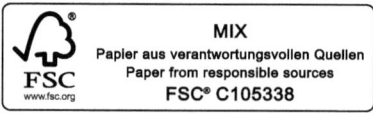

Printed by Books on Demand GmbH, Norderstedt / Germany